イラストでよくわかる
喘息・COPDの薬と患者指導・支援

編 著
荒木 博陽（愛媛大学医学部附属病院薬剤部）

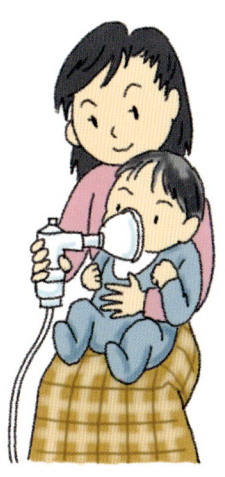

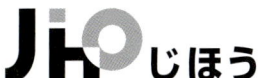

執筆者一覧

荒木 博陽	愛媛大学医学部附属病院 薬剤部
田中 亮裕	同
田中 守	同
立川 登美子	同
宍野 友紀	同
井上 智喜	松山市民病院 薬剤部
津久井 千之	同
柴田 和彦	松山大学 薬学部

はじめに

　喘息は昔からよく知られている疾患ではありますが，現在では気管支の炎症状態が慢性的に続く疾患として認識されています。気管支は炎症で過敏に反応するようになっているうえに，アレルゲン，喫煙，ストレス，気象条件，ウイルスなどさまざまな刺激に対して過敏に反応してしまいますので，さらに気道が狭くなり呼吸しづらくなる，いわゆる喘息発作を生じます。喘息に対する予防薬や発作が生じた場合の対処薬などをよく理解して対応しないと，喘息死まで起こす危険性があります。とくに，喘息死亡患者の約9割は65歳以上の高齢者といわれていますが，高齢者は自己判断で薬を服用するケースも多く，また間違ったデバイスの使用方法もよく目にします。したがって，高齢者は服薬指導に注意が必要なハイリスク患者と言えます。また，小児の場合は保護者の協力も得て，正しい薬剤の使用方法を理解していただく必要があります。

　医師が患者に最も適した薬剤と判断して処方しているにもかかわらず，病状がなかなかよくならないケースがありますが，その場合，患者のアドヒアランスが悪かったり，正しく吸入薬を使用できていなかったり，また，せっかく薬剤を服用しているにもかかわらず服用方法が間違っているために効果が出なかったりということがよくあります。患者自身は医師や薬剤師から薬剤の説明・指導を受けているので，その内容を理解できたと思いがちです。しかし，薬剤師や看護師は，患者や保護者が間違った理解をしていないか，あるいはデバイスの使用方法を間違って理解していないか，何回でもしっかりチェックする必要があります。

　慢性閉塞性肺疾患（COPD）も，タバコや有害な粒子などを長年吸い込むことによって気管支や肺に慢性の炎症が起こり，呼吸がうまくできず，息切れや咳・痰などから呼吸困難を生じる疾患です。COPDによる死亡患者数は，喘息死亡患者の約8倍に達するとも報告されています。発症すると気管支の狭窄や壊れた肺胞は回復しませんので，COPDの予防や適切な治療・管理を行うことにより，健康状態の悪化と日常生活の障害を防ぐ必要があります。そのためには禁煙することが基本になります。

　本書は，主に薬剤やデバイスの使用方法を指導する立場にある薬剤師や看護師が，これらのことをよく理解したうえで患者や保護者あるいは介護する家族に指導する必要があることから，イラストを用いてわかりやすい解説に努めました。新しい薬剤が次々に世の中に上市される一方，それぞれのデバイスによって吸入手技が異なることにより，新しく出てきたデバイスの使い方は処方する医師も充分に理解できていないことがあると聞いています。ぜひ本書を患者指導に活用していただいて，一人でも多くの喘息あるいはCOPD患者が正しく薬剤を使用することによって症状が軽減され，QOLが向上することを祈念しています。

　最後に，本書をまとめるにあたり終始ご協力をいただきましたじほう社・阿部直洋氏に厚く御礼申し上げます。

2013年7月

荒木　博陽

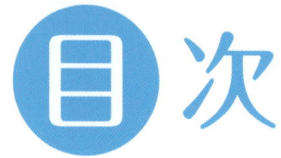

Chapter 1　病態と症状，治療

1　喘息とは ……………………………………………… 2
2　喘息の治療 …………………………………………… 4
3　COPDとは …………………………………………… 6
4　COPDの治療 ………………………………………… 8
5　喘息とCOPDの違い ………………………………… 10
6　小児喘息 ……………………………………………… 12
7　薬剤誘発性喘息 ……………………………………… 14

Chapter 2　治療薬の種類と特徴

8　ステロイド吸入薬 …………………………………… 16
9　抗コリン吸入薬 ……………………………………… 18
10　テオフィリン ………………………………………… 20
11-1　$β_2$刺激薬のメカニズム …………………………… 22
11-2　$β_2$刺激薬の作用・副作用 ………………………… 24
12-1　抗アレルギー薬のメカニズム ……………………… 26
12-2　抗アレルギー薬の作用・副作用 …………………… 28

Chapter 3　吸入薬と貼付剤の使い方と指導のコツ

13　吸入療法の基本 ……………………………………… 30
14　ネブライザー ………………………………………… 34
15　インヘラー …………………………………………… 38
16　レスピマット ………………………………………… 40
17　ディスクヘラー ……………………………………… 42
18　ディスカス，タービュヘイラー，ツイストヘラー … 44
19　イーヘラー …………………………………………… 48
20　ハンディヘラー ……………………………………… 50
21　クリックヘラー，ブリーズヘラー ………………… 52
22　吸入補助器（スペーサー） ………………………… 54
23　貼付剤 ………………………………………………… 56

Chapter 4　ハイリスク患者への指導のコツ

- 24　小児 ……………………………………………………………………… 58
- 25　高齢者 …………………………………………………………………… 60
- 26　妊婦・授乳婦 …………………………………………………………… 62

Chapter 5　生活指導

- 27-1　リスクファクターの種類（1）………………………………………… 64
- 27-2　リスクファクターの種類（2）………………………………………… 66
- 28-1　日常生活での注意点と工夫（1）……………………………………… 68
- 28-2　日常生活での注意点と工夫（2）……………………………………… 70
- 29　発作時の対処法 ………………………………………………………… 72
- 30　スパイロメトリーとその方法 ………………………………………… 74
- 31　ピークフローメーターとその使い方 ………………………………… 78
- 32　喘息日誌の活用 ………………………………………………………… 80

Chapter 6　禁煙サポート

- 33　禁煙支援のポイント
  ―その気にさせる一言，脱落させない一言― ………………………… 82
- 34-1　禁煙補助薬の服薬指導（1）
  ―医療用医薬品― …………………………………………………………… 84
- 34-2　禁煙補助薬の服薬指導（2）
  ― OTC 医薬品― …………………………………………………………… 86
- 35　禁煙サポートツール …………………………………………………… 88

資料編

- 1　喘息・COPD の主な治療薬一覧 ……………………………………… 90
- 2　吸入指導用チェックシート …………………………………………… 91

○ ● **Chapter1**
病態と症状，治療

○ ● **Chapter2**
治療薬の種類と特徴

○ ● **Chapter3**
吸入薬と貼付剤の使い方と指導のコツ

○ ● **Chapter4**
ハイリスク患者への指導のコツ

○ ● **Chapter5**
生活指導

○ ● **Chapter6**
禁煙サポート

○ ● **資料編**
1　喘息・COPDの主な治療薬一覧
2　吸入指導用チェックシート

喘息とは

●喘息の発症・悪化因子

主なアレルゲン

| ダニ | カビ | ペットの毛 | 食品（卵など） |

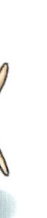 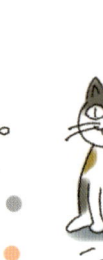 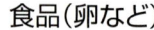 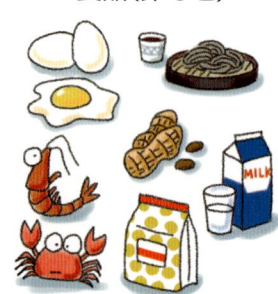

天候，季節など気象の影響

春・秋など季節の変わり目　気圧の変化

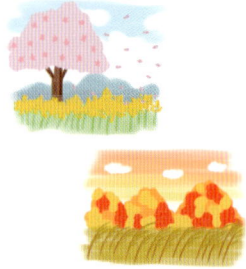 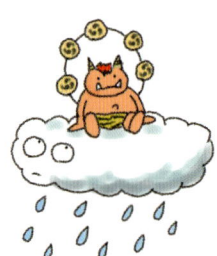

ストレスや運動

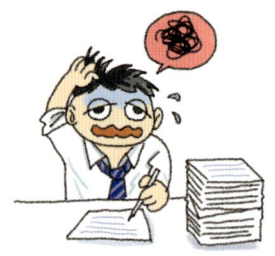 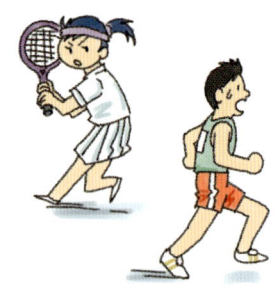

●喘息発症・増悪のメカニズム

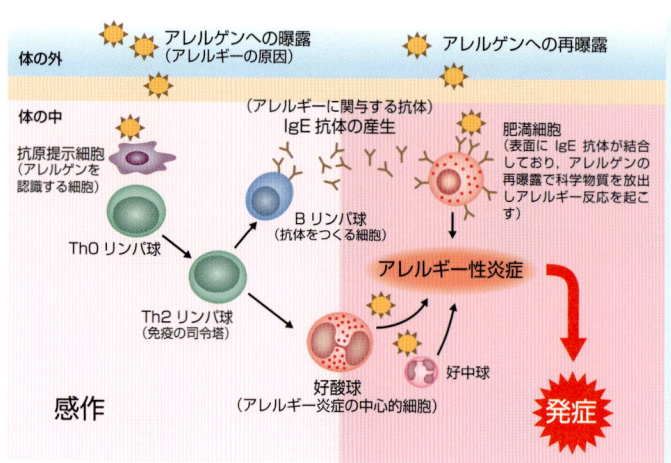

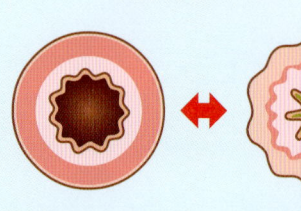

症状

　自動車，タバコなどの環境刺激因子（アレルゲン），寒気，運動，ストレスなどの種々の刺激が引き金となり，過敏反応として気管支の気道狭窄・閉塞が起こります。これにより，喘鳴，息切れ，咳，痰（たん）などの症状が起こります。喘息発作時には症状が激しく発現し，呼吸困難や過呼吸，酸欠などを伴い，時には死に至ることもあります。

発症頻度

　成人喘息の発症頻度は，50歳代を中心に40歳，60歳代の高齢者の喘息患者が多く，①20歳前から発症した患者が20％，②20～40歳の発症が30％，③40歳を超えてからの発症が半数——となっています。

病因

1. アトピー型喘息

　気管支にアレルゲンが入るとアレルギー反応を起こしますが，特にIgE抗体が肥満細胞の脱顆粒を引き起こし，ヒスタミンやロイコトリエンなどの気管支収縮物質が放出され炎症を引き起こします。これが長時間続くことで気管支は「慢性的な炎症」を起こします。

2. 非アトピー型喘息

　アレルゲンに対するIgE抗体が証明できず，即時型アレルギーではないメカニズムの炎症によって「慢性的な炎症」を起こすタイプです。成人喘息の25％がこのタイプです。

　気管支が慢性的な炎症を起こしている場合，空気を吸ったり急に運動したりすると，気管支が過敏に反応します。粘膜が腫れて周りの筋肉は収縮し，さらに気管支の壁が固くなり（リモデリング），痰もたくさん出ます。そのため，空気の通り道である気管支は狭くなって（気流制限），症状を起こします（図）。

● 文献
1）一般社団法人日本アレルギー学会 喘息ガイドライン専門部会 監：喘息予防・管理ガイドライン2012，協和企画，2012．

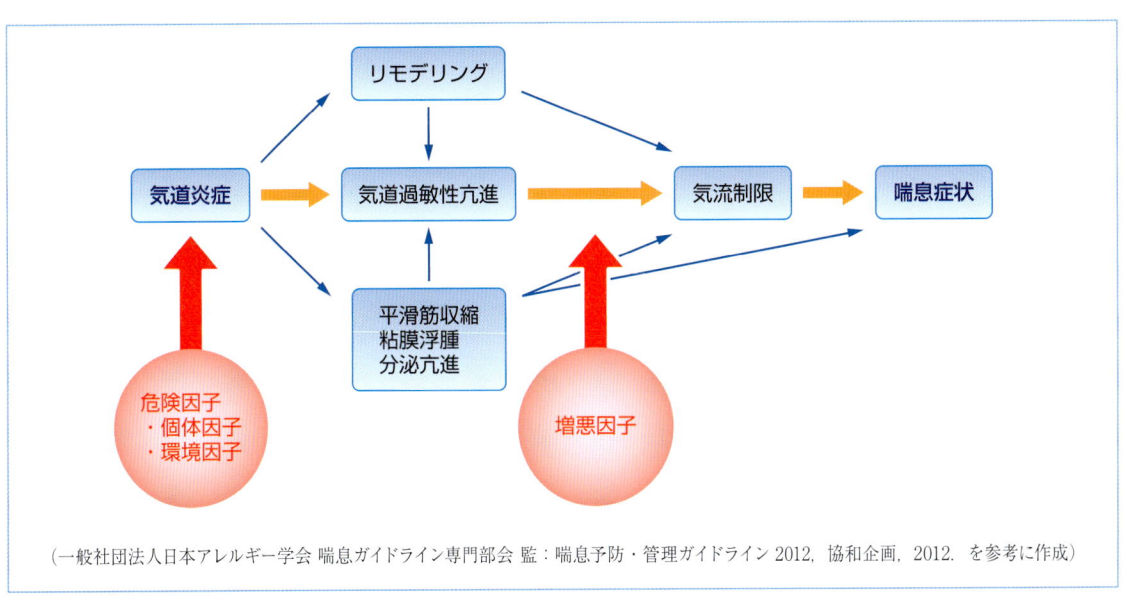

（一般社団法人日本アレルギー学会 喘息ガイドライン専門部会 監：喘息予防・管理ガイドライン2012，協和企画，2012．を参考に作成）

図　気道炎症と喘息症状

 喘息の治療

●未治療患者の症状と目安となる治療ステップ

	治療ステップ1	治療ステップ2	治療ステップ3	治療ステップ4
対象となる症状	軽症間欠型相当 ・症状が週1回未満 ・症状が軽度で短い ・夜間症状は月に2回未満	軽症持続型相当 ・症状が週1回以上，しかし毎日ではない ・月1回以上，日常生活や睡眠が妨げられる ・夜間症状は月に2回以上	中等症持続型相当 ・症状が毎日ある ・短時間作用型吸入β2刺激薬がほぼ毎日必要 ・週1回以上，日常生活や睡眠が妨げられる ・夜間症状が週1回以上	重症持続型相当 ・治療下でもしばしば増悪 ・症状が毎日ある ・日常生活が制限される ・夜間症状がしばしば

喘息コントロール状態

	コントロール良好 （すべての項目が該当）	コントロール不十分 （いずれかの項目が該当）	コントロール不良
喘息症状（日中および夜間）	なし	週1回以上	「コントロール不十分」の項目が3つ以上当てはまる
発作治療薬の使用	なし	週1回以上	
運動を含む活動制限	なし	あり	
呼吸機能（ピークフロー）	予測値あるいは自己最高値の80％以上	予測値あるいは自己最高値の80％未満	
ピークフローの日（週）内変動	20％未満	20％以上	
増悪	なし	年に1回以上	月に1回以上

・増悪が月1回以上あれば，他の項目が該当しなくても「コントロール不良」と評価
・「コントロール良好」なら現在の治療の続行あるいは良好な状態が3～6カ月持続していればステップダウンを考慮
・「コントロール不十分」なら現行の治療ステップを1段階アップ
・「コントロール不良」なら現行の治療ステップを2段階アップ

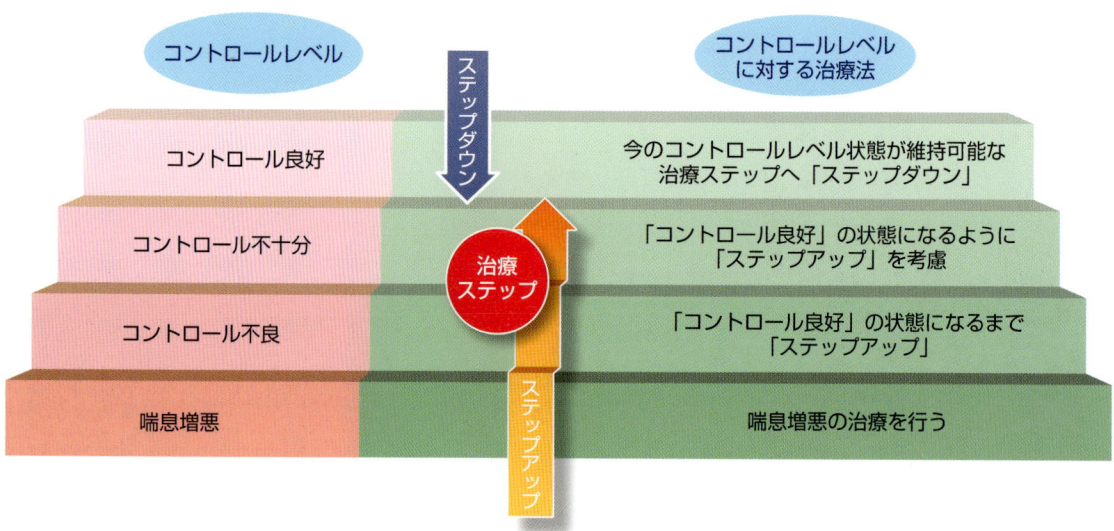

（一般社団法人日本アレルギー学会 喘息ガイドライン専門部会 監：喘息予防・管理ガイドライン2012, 協和企画, 2012. を参考に作成）

重症度

喘息・予防管理ガイドラインでは，薬物治療は喘息の重症度に応じて分けられています。また，喘息の重症度は喘息症状と呼吸機能（ピークフロー）によって分けられます。

重症度は以下のようになります。

- 軽症間欠型：症状が週1回未満。ピークフローは自己最高値の80％以上
- 軽症持続型：症状が週1回以上。ピークフローは自己最高値の80％以上
- 中等症持続型：症状が毎日あり，ピークフローは自己最高値の60〜80％
- 重症持続型：症状が毎日あり，治療下でもしばしば増悪する。ピークフロー60％未満

薬物治療

薬物治療は，治療ステップ1〜4に分かれます。未治療患者の場合，重症度が軽症間欠型相当で「治療ステップ1」，軽症持続型相当で「治療ステップ2」，中等症持続型相当で「治療ステップ3」，重症持続型相当で「治療ステップ4」が目安になります。

1. 治療ステップ1

喘息症状があるときに短時間作用型β₂刺激薬（気管支拡張薬）の吸入を行います。喘息症状が月に1回以上あれば，低用量の吸入ステロイド薬を投与します。吸入が不可能であればロイコトリエン拮抗薬，テオフィリン徐放製剤を投与します。

2. 治療ステップ2

低〜中用量の吸入ステロイド薬を連用し，それでもコントロールが不十分な場合には，併用薬として長時間作用型β₂刺激薬，ロイコトリエン拮抗薬や徐放性テオフィリン薬のいずれか1剤を追加します。

3. 治療ステップ3

中〜高用量の吸入ステロイド薬を連用し，それでもコントロールが不十分な場合には，併用薬として長時間作用型β₂刺激薬，ロイコトリエン拮抗薬や徐放性テオフィリン薬のいずれか1剤あるいは複数の薬を追加します。

4. 治療ステップ4

高用量の吸入ステロイド薬に長時間作用型β₂刺激薬，ロイコトリエン拮抗薬や徐放性テオフィリン薬の複数を併用します。それでも管理不良の場合は，抗IgE抗体や経口ステロイド薬を用いて，喘息症状を最小限に抑えます。

●喘息の気道と治療薬

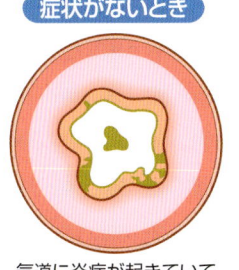

症状がないとき
気道に炎症が起きていて過敏になっている

長期管理薬

気道の炎症を抑える
吸入ステロイド薬
・長時間作用型β₂刺激薬　・徐放性テオフィリン薬
・ロイコトリエン拮抗薬　・抗アレルギー薬

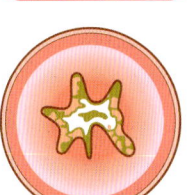

発作時
気道の収縮

発作治療薬

気道を速やかに広げる
・短時間作用型β₂刺激薬

3 COPDとは

● COPDの症状

労作時の息切れ

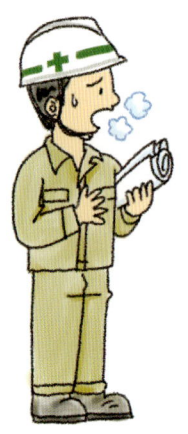

慢性的な咳，痰

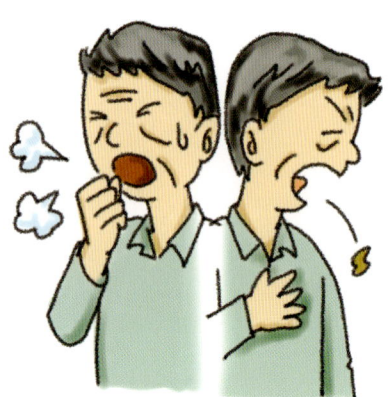

● COPDの肺

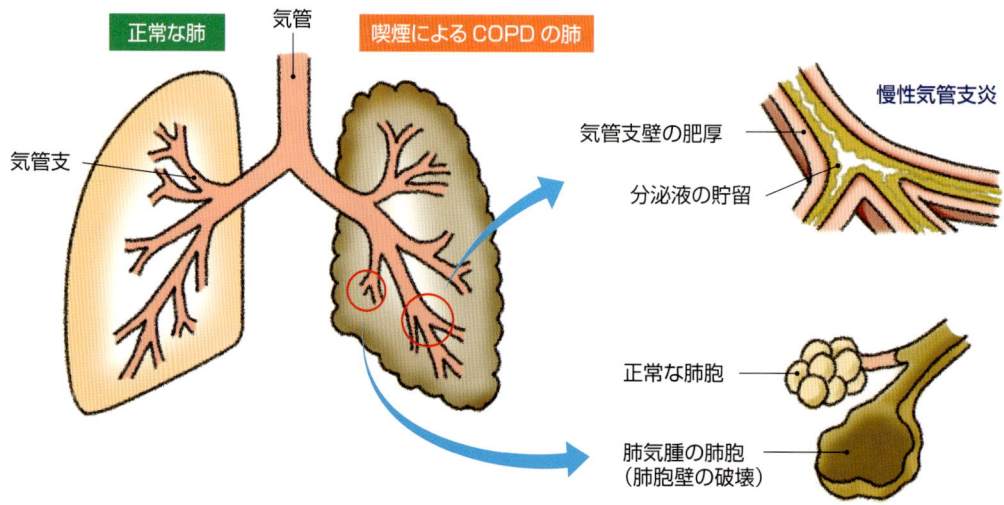

COPDの特徴

慢性閉塞性肺疾患（COPD；Chronic Obstructive Pulmonary Disease）とは，タバコ煙を主とする有害物質を長期に吸入曝露することで生じる肺の炎症性疾患です。呼吸機能検査で気流閉塞を示し，気流閉塞は末梢気道病変と気腫性病変がさまざまな割合で複合的に作用することにより起こり，進行性です。臨床的には，徐々に生じる体動時の呼吸困難や慢性の咳，痰を特徴とします。COPDは肺気腫と慢性気管支炎の総称です。

症状

初期は無症状ですが，進行すると労作時の息切れがみられるようになり，運動機能は低下していきます。咳嗽，喀痰が多くみられますが，みられないこともあります。重症化すると呼吸不全，高炭酸ガス血症となり予後不良の状況となります。また，肺炎や気管支炎を起こしやすく，急性増悪を繰り返しやすいのが特徴です。

病因

COPDの最大の原因は喫煙です。その他の原因としては，室内空気汚染〔調理・暖房用の室内燃料（木材や石炭など）による〕，大気汚染，化学物質や粉塵の吸入，遺伝によるもの（α_1-アンチトリプシン欠損症），小児期の肺炎・気管支炎などがあります。

COPD患者では，タバコ煙などの有害物質による気道や肺の炎症反応が増強しています。炎症反応の増強は，気道や肺を傷害します。

診断

成人喫煙者はCOPDの可能性があります。慢性的に咳，喀痰，体動時呼吸困難などがみられる患者に対してはCOPDを疑います。診断は，気管支拡張薬投与後の呼吸機能検査（スパイロメトリー）で行います。診断基準は，1秒量（FEV_1）／努力性肺活量（FVC）70％未満です。鑑別疾患をすべて否定した後，確定診断となります。

● 文献
1）日本呼吸器学会COPDガイドライン第4版作成委員会 編：COPD（慢性閉塞性肺疾患）診断と治療のためのガイドライン第4版, メディカルレビュー社, 2013.

● スパイロメトリー

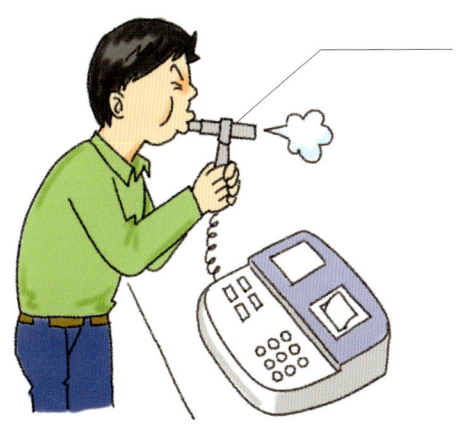

スパイロメーター
肺活量や1秒量などを測定できる（74頁を参照）

4 COPDの治療

● COPD治療の基本

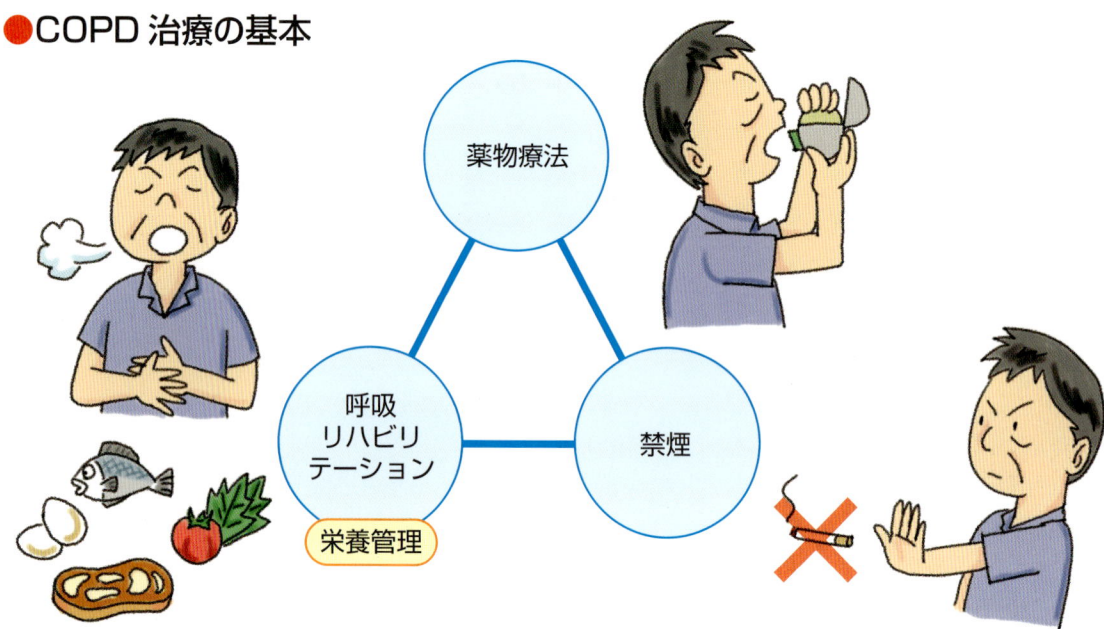

● COPDの管理方法

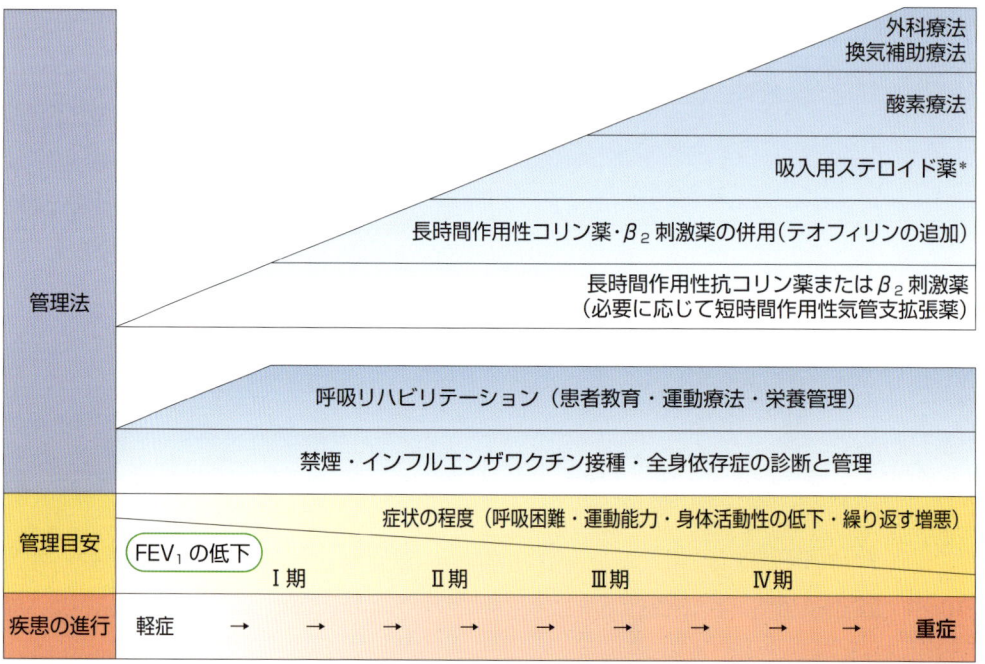

重症度はFEV₁の低下だけではなく，症状の程度や増悪の頻度を加味し，重症度を総合的に判断したうえで治療法を選択する。
＊増悪を繰り返す症例には，長時間作用性気管支拡張薬に加えて吸入ステロイド薬や喀痰調整薬の追加を考慮する。
(日本呼吸器学会COPDガイドライン第4版作成委員会 編：COPD(慢性閉塞性肺疾患)診断と治療のためのガイドライン第4版，64，メディカルレビュー社，2013.)

根治的な治療はない

COPDは病期に応じて段階的な治療を行います。ただし、COPD自体は非可逆的な病態であり、肺胞破壊病変を修復するような根治的な治療は現時点では開発されていません。現状を可能な限り改善・維持し、長期的な悪化を最小限にとどめていくのが、現在の基本的なCOPD治療となります。

すべての病期にわたり、禁煙、ワクチン接種（インフルエンザ、肺炎球菌）などが勧められています。

禁煙

禁煙は呼吸機能の低下を抑制し、死亡率を低下させる最も効果的で経済的な方法です。

薬物療法

薬物療法はCOPD患者の症状の軽減、増悪の予防、QOLや運動耐容能の改善に有用です。薬物療法の中心は気管支拡張薬です。気管支拡張薬には抗コリン薬、β_2刺激薬、テオフィリンがあります。薬剤の投与経路は、吸入が最も勧められます。

治療効果が不十分な場合には、単剤を増量するよりも多剤併用が勧められます。急性増悪を繰り返す患者では、吸入ステロイドが考慮されます。

リハビリテーション

リハビリテーションは運動療法がメインであり、コンディショニング、自立を促すADLトレーニング、筋力・持久力トレーニングからなります。コンディショニングには、呼吸トレーニング（口すぼめ呼吸、腹式呼吸）や呼吸筋のリラクゼーションなどが含まれています。

栄養管理

体重減少のある患者は、呼吸不全への進行や死亡のリスクが高いことが知られています。日本では約70％のCOPD患者に体重減少が認められ、欧米に比べて栄養障害の頻度が高いため、積極的な栄養補給療法を考慮します。

● 文献
1) 日本呼吸器学会COPDガイドライン第4版作成委員会 編：COPD（慢性閉塞性肺疾患）診断と治療のためのガイドライン第4版, メディカルレビュー社, 2013.

喘息とCOPDの違い

●気管支喘息とCOPDの病態の違い

気管支喘息の病態

主な症状は気管支の炎症

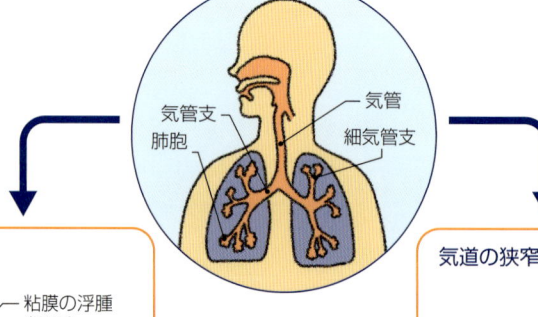

気道の炎症

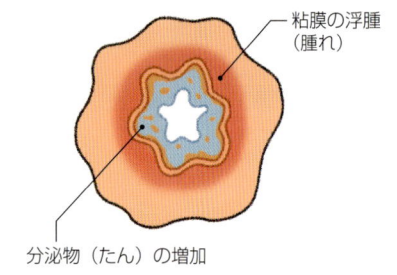
- 粘膜の浮腫（腫れ）
- 分泌物（たん）の増加

気道の狭窄

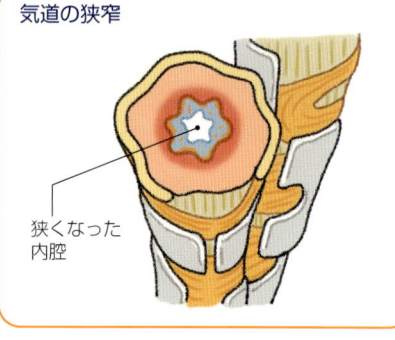
- 狭くなった内腔

COPDの病態

症状が細気管支，肺胞などの範囲に広がっていく

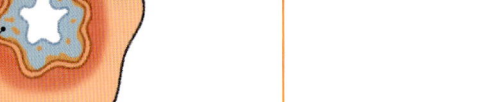

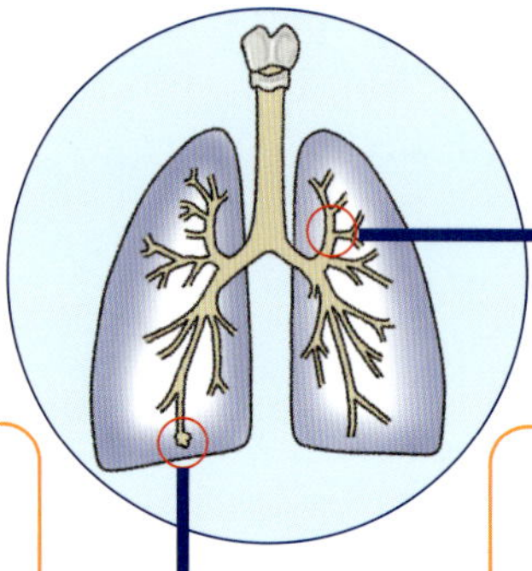

正常
体に必要な酸素を取り入れ，不要な二酸化炭素を排出するときに重要な役目を果たしている「肺胞」。気管支の先端に無数にあり，十分な酸素を取り込むために働いている。

肺気腫
肺胞と肺胞の間にある壁が壊れ，気腔が異常に広がる。息を吸ったり吐いたりする「ガス交換」の効率が悪くなり，息切れなどの症状が起こる。一度壊れた肺胞は元に戻すことができない。

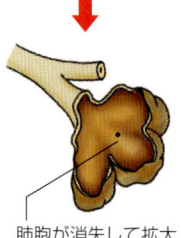

肺胞が消失して拡大した気腔となる

正常

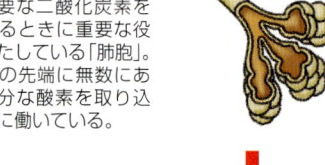

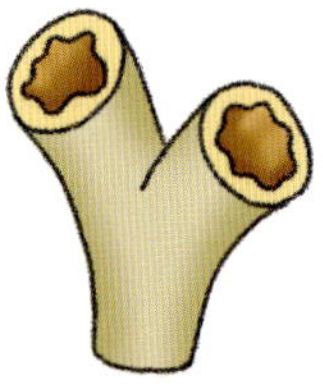

慢性気管支炎
気道が何らかの要因によって炎症を起こし，分泌物（たん）が過剰にたまり，気道が狭くなったり閉鎖してしまう。

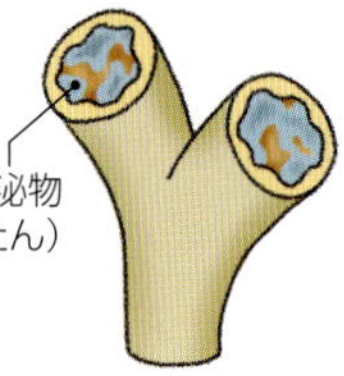

分泌物（たん）

両者が併発することも

COPDと気管支喘息は共通している部分があるため，同じ症状にみえることがあります。また，COPDと気管支喘息を併発していることもあります。COPDと気管支喘息の違いとしては，①発症年齢，②発作のタイミング，③発症の原因，④症状の特徴，⑤身体所見——などが挙げられます。

発症年齢

COPDは40歳以降に発症することが多いのですが，一方，気管支喘息は，すべての年齢で発症します。

発作のタイミング

COPDは安静時においても発作が起こる場合がありますが，気管支喘息は吸入アレルゲンやタバコの煙，排気ガスなどの空気の汚染物質，さまざまな環境要因やストレス，運動などが原因となる場合が多くなります。

発症の原因

COPDの原因は主に喫煙ですが，気管支喘息の場合は主にアレルゲンです。

症状の特徴

COPDの症状は，慢性の咳，労作時呼吸困難であり，これらの症状は緩徐に進行します。一方，気管支喘息の症状は，夜間・早朝の呼吸困難，日々変化する呼吸困難などです。

身体所見

COPDの所見は筋肉萎縮，樽状胸郭，口すぼめ呼吸，呼吸時間の延長などがみられます。それに対し，気管支喘息の場合は発作時に喘鳴を聴取できます。

治療

COPDの治療は，長時間作用型抗コリン薬または長時間作用型β_2刺激薬をベースに，両剤の併用やテオフィリンを，また，増悪が繰り返されるときは吸入用ステロイドを追加していきます。

一方，気管支喘息の治療は，発作時には短時間作用型β_2刺激薬を使用し，吸入ステロイド薬をベースに長時間作用型β_2刺激薬，ロイコトリエン拮抗薬やテオフィリンを追加していきます（表）。

表 気管支喘息とCOPDの治療薬の違い

	気管支喘息	COPD
発作時	短時間作用型β_2刺激薬	
ベース	吸入ステロイド薬	長時間作用型抗コリン薬 または 長時間作用型β_2刺激薬
追加	長時間作用型β_2刺激薬 ロイコトリエン拮抗薬 テオフィリン	ベース薬の併用 テオフィリン 吸入用ステロイド（増悪が繰り返されるとき）

6 小児喘息

●小児喘息の経過

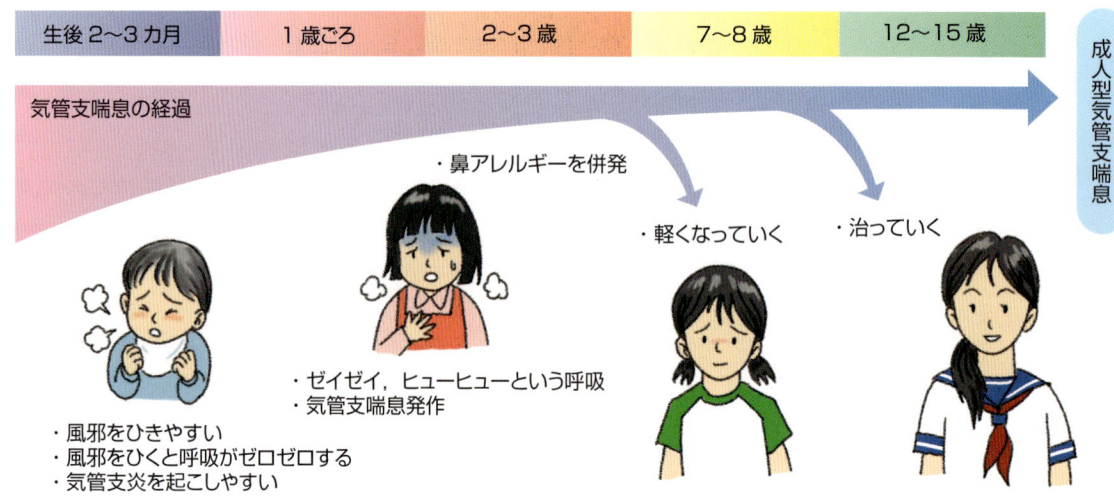

●喘息患者のアレルギーの原因

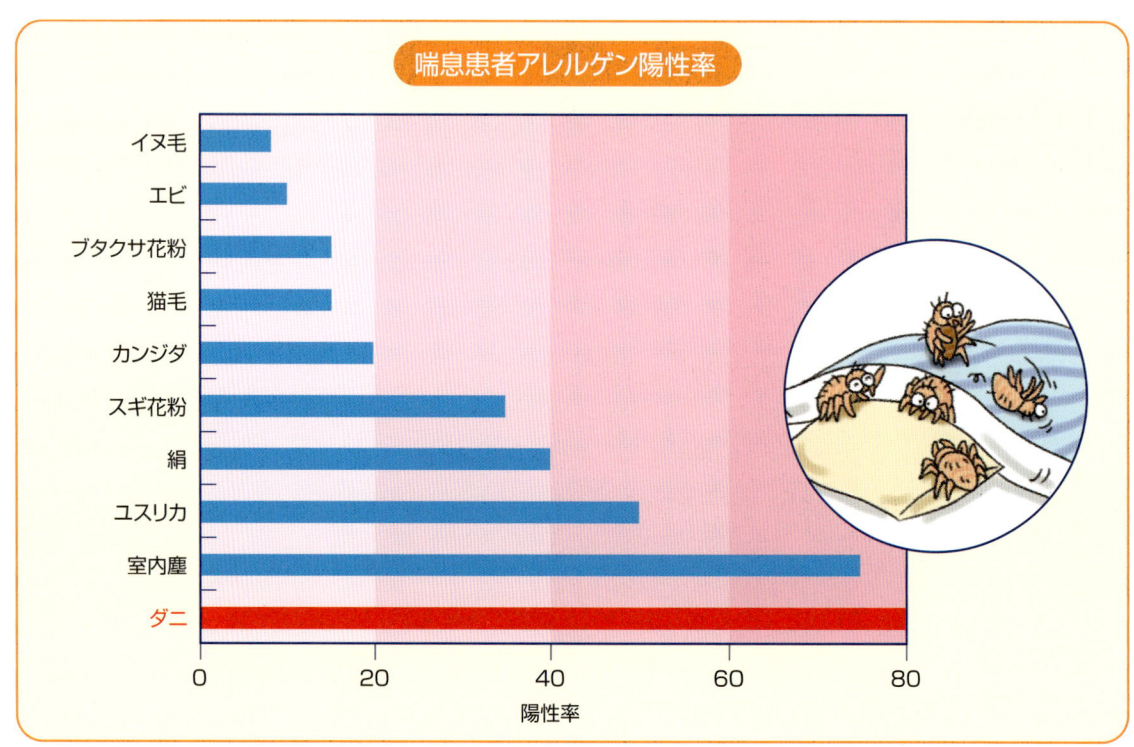

アレルギーの原因となるダニ（＝チリダニ）は，ヒトのフケや皮膚をエサとしているので，寝具に最も多く生息している

小児喘息の特徴

　小児喘息は，呼吸の際に喘鳴が聞こえる呼吸困難を繰り返す病気です．小児喘息の診断には，細気管支炎など他疾患の除外が必要です．小児喘息は成長とともに軽快する場合がほとんどで，成人喘息に移行することはまれです．

長期管理における薬物療法の管理

　小児喘息の長期管理では，重症度に応じて表のような治療ステップがとられます．それぞれの重症度では，以下のような症状がみられます．

1．間欠型（治療ステップ1）
・年に数回，季節性に咳や軽い喘鳴（ゼーゼー，ヒューヒュー）が出現
・時に呼吸困難を伴うが，気管支拡張薬などにより短期間で症状が改善し，持続しない

2．軽症持続型（治療ステップ2）
・咳，軽度の喘鳴が1回/月以上1回/週未満
・時に呼吸困難はあるが，日常生活の障害となることは少ない

3．中等症持続型（治療ステップ3）
・咳，喘鳴が1回/週以上あるが，毎日は持続しない
・時には中〜大発作となり，日常生活や睡眠の障害となることがある

4．重症持続型（治療ステップ4）
・咳，喘鳴が毎日持続する
・1〜2回/週の頻度で中〜大発作となり，日常生活や睡眠の障害となることがある

小児喘息の治療目標

　最終的には寛解・治癒を目指しますが，日常の治療の目標は以下のとおりです．

1．症状のコントロール
・β_2刺激薬の頓用が減少，または必要がない
・昼夜を通じて症状がない

2．呼吸機能の正常化
・ピークフロー（PEF）やスパイログラムがほぼ正常で安定している
・気道過敏性が改善し，運動や冷気などによる症状誘発がない

3．QOLの改善
・スポーツも含め日常生活を普通に行うことができる
・治療に伴う副作用がみられない

表　小児喘息の薬物療法プラン

		治療ステップ1	治療ステップ2	治療ステップ3	治療ステップ4
[6〜15歳]	基本治療	・発作の強度に応じた薬物治療	・吸入ステロイド薬（低用量）and/or ・LTRA and/or ・クロモグリク酸	・吸入ステロイド薬（中用量）	・吸入ステロイド薬（高用量）以下の併用も可 ・LTRA ・テオフィリン ・長時間作用型β_2刺激薬の併用 or SFC への変更
	追加治療	・LTRA and/or ・クロモグリク酸	テオフィリン	・LTRA ・テオフィリン ・長時間作用型β_2刺激薬の追加 or SFC への変更	以下を考慮 ・吸入ステロイド薬の増量 or 経口ステロイド薬

		治療ステップ1	治療ステップ2	治療ステップ3	治療ステップ4
[2〜5歳]	基本治療	・発作の強度に応じた薬物治療	・LTRA and/or ・クロモグリク酸 and/or ・吸入ステロイド薬（低用量）	・吸入ステロイド薬（中用量）	・吸入ステロイド薬（高用量）以下の併用も可 ・LTRA ・テオフィリン ・長時間作用型β_2刺激薬の併用 or SFC への変更
	追加治療	・LTRA and/or ・クロモグリク酸	—	・LTRA ・長時間作用型β_2刺激薬の追加 or SFC への変更 ・テオフィリン（考慮）	以下を考慮 ・吸入ステロイド薬の増量 or 高用量 SFC ・経口ステロイド薬

LTRA：ロイコトリエン受容体拮抗薬　　SFC：サルメテロール・フルチカゾン配合剤

（濱崎雄平，河野陽一，他 監，日本小児アレルギー学会 作成：小児気管支喘息治療・管理ガイドライン2012，協和企画，2011．を参考に作成）

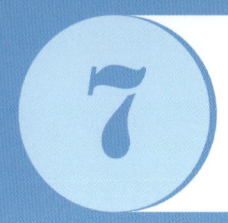

薬剤誘発性喘息

● アスピリン喘息の原因

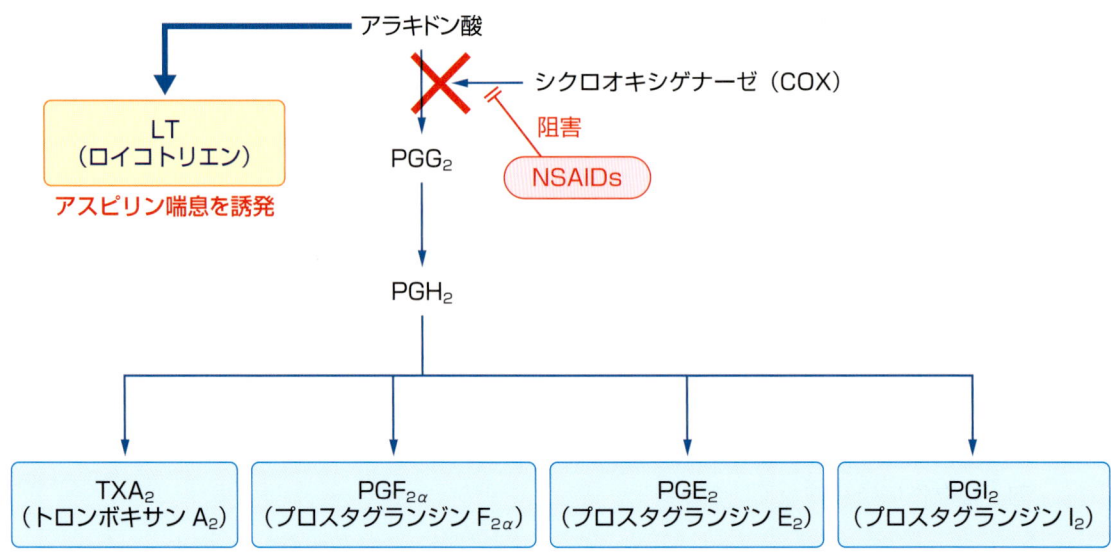

● アスピリン喘息誘発物質

1. 解熱鎮痛薬 非ステロイド性 抗炎症薬 (NSAIDs)	誘発作用の 強い薬剤	アスピリン（バファリン），インドメタシン（インダシン），ジクロフェナク（ボルタレン），イブプロフェン（ブルフェン），メフェナム酸（ポンタール），ロキソプロフェン（ロキソニン），ピロキシカム（バキソ），ナプロキセン（ナイキサン），フェノプロフェン（フェノプロン），ザルトプロフェン（ソレトン），プラノプロフェン（ニフラン）など，ほとんどの酸性解熱鎮痛薬
	誘発作用の 少ない薬剤	サリチルアミド（PL顆粒），アセトアミノフェン（カロナール）など
	誘発作用の ほとんどない薬剤	塩酸チアラミド（ソランタール），エピリゾール（メブロン）などの塩基性解熱鎮痛薬
2. コハク酸エステル型ステロイド		ソル・コーテフ，サクシゾン，水溶性プレドニン，ソル・メドロールなど
3. 食品・医薬品添加物		防腐剤：パラベン，安息香酸ナトリウムなど 着色料：黄色4号など
4. その他		香料（ミント），化粧品，香水，香辛料，防虫剤，防カビ剤，果物（イチゴ，トマト，キウイ，ブドウ，柑橘類）など

薬剤による発作は10人に1人

　成人喘息の約1割の患者では，アスピリンのような鎮痛薬も刺激となり，ひどい発作が誘発されることがあります。アスピリンのみならず，非ステロイド性抗炎症薬の注射剤，坐剤，湿布や塗り薬などでも起こり，投与から数分〜1時間後に発作が起こります。時に意識障害を伴うほどの大発作になり，死亡することもあります。

症状

　鼻閉，鼻汁が生じ，次いで喘息発作が出現します。発作の多くは激烈で，時に致死的ですが，24時間以上持続することはありません。
　30〜50歳代に発症することが多く，男女比は2対3で女性に多くなっています。

発作時の注意事項

　アスピリン喘息の急性増悪では，コハク酸エステル型ステロイド（ソルコーテフ，ソル・メドロール，水溶性プレドニンなど）の急速静注は喘息の増悪を誘発することがあります。リン酸エステル型ステロイド薬（デカドロン，リンデロン，ハイドロコートンなど）を1時間以上かけて点滴投与します。

発作時の治療

　一般喘息とは異なる救急対応が必要で，喘息発作にはエピネフリン0.1〜0.3mgの筋注もしくは皮下注が極めて有効です。そのほか，リン酸エステル型ステロイド薬の点滴や，可能ならば抗ロイコトリエン薬の内服も有効です。喘息症状は数時間から半日続きますが，最初の数時間を乗り切れば再燃しません。
　アスピリン喘息と診断されていても，患者への説明が不十分なために，NSAIDsによる発作を起こしてしまう症例もあります。注意喚起のため，鎮痛薬はアセトアミノフェンを用いるということを十分に説明します。

8 ステロイド吸入薬

●吸入ステロイド薬の位置づけ

喘息には吸入ステロイド薬が第一選択!

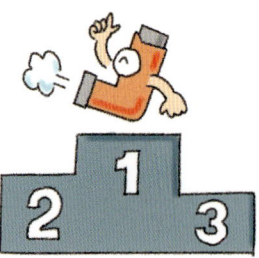

喘息吸入薬は種類によって2つの意味がある
1) コントローラーは野球の先発ピッチャー!
　＝長期の喘息のコントロールが目標
　・吸入ステロイド薬
　・テオフィリンの徐放薬
　・長時間作用型β_2刺激薬（LABA）
　・抗アレルギー薬

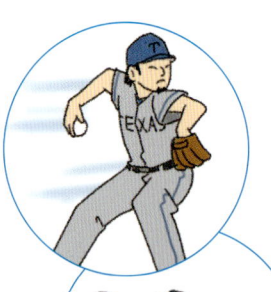

2) リリーバーは野球のリリーフピッチャー!
　＝喘息発作が出たとき，すぐに症状を軽快する。
　　ただし，頼りすぎると，喘息のコントロール
　　は悪くなる
　・短時間作用型β_2刺激薬（SABA）

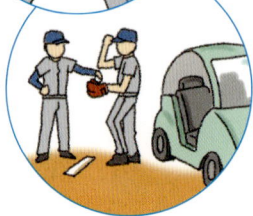

●ステロイド吸入薬の作用

〈肺での局所作用〉
抗炎症効果・抗アレルギー効果

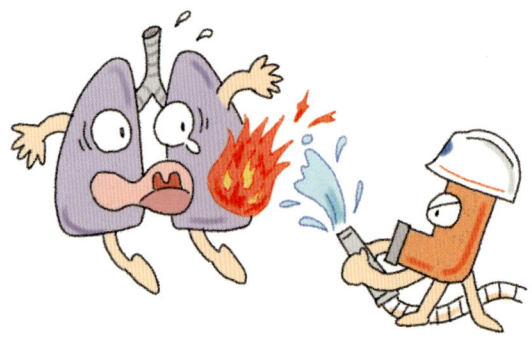

〈パワーアップ合成〉
β刺激薬とステロイドを配合して効果大

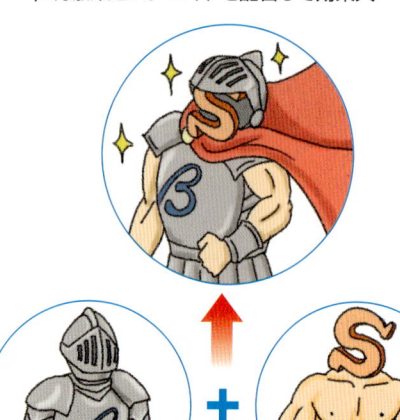

●口腔内カンジダ症の予防

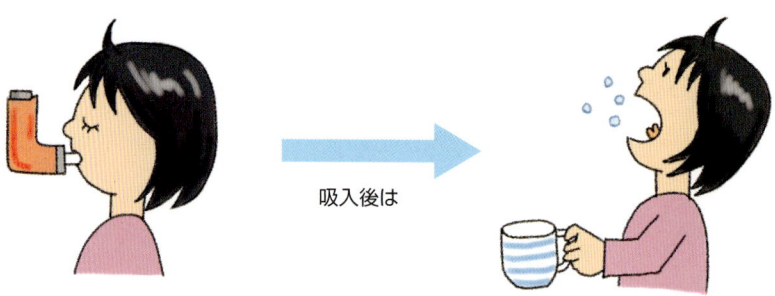

吸入後は

ステロイド吸入薬の位置づけ

吸入ステロイド薬は，気道の炎症を抑える効果が強力で，副作用が少ないことから，長期間にわたり喘息を管理するための第一選択薬として推奨されています。このような薬はコントローラー（controller；制御，管理装置）と呼ばれます。しかし，良い状態を保つための薬で発作がないからといって，勝手に減量したり，やめたりしてはいけません。また，即効性はない（すぐには効かない）ので，発作時に使用しても効果はありません。

ステロイド吸入薬の作用

吸入ステロイド薬は抗炎症作用と抗アレルギー作用により，炎症を起こす細胞（好酸球）が気管支へ染み出るのを抑制し，気道分泌，気道過敏症を抑制します。さらに気管支喘息の発作を予防し，症状も改善します。また，β_2刺激薬の作用を促進します。

主な作用機序は次の3つです。
① プロスタグランジンやロイコトリエンの産生を抑制する
② カテコールアミン作用（β_2受容体作用）を増強する
③ ケミカルメディエーターの遊離を阻害する

ステロイド吸入薬の副作用

吸入ステロイド薬は，全身的副作用がほとんどありません。全身投与に比べ，吸入ステロイド薬は直接肺および気道に投与するため，吸入する量がごく少量ですむという利点があります。さらに，吸収された薬は最初に肝臓を通過した際にほとんどが代謝されてしまうため，全身的副作用に至らないのです。

しかし，局所的な副作用としては，口の中が荒れる（カンジダが増殖することがある），声がかれるという副作用がみられますので，使用後のうがいの励行を徹底させる必要があります。

● ステロイド受容体による作用機序

ステロイド受容体から標的遺伝子群を介して発現

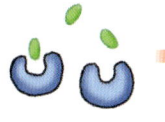

● 吸入ステロイド薬のポイント

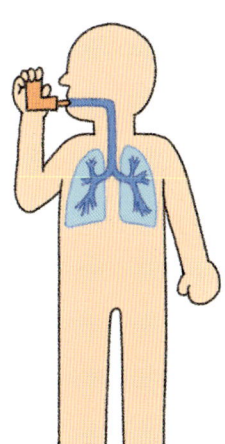

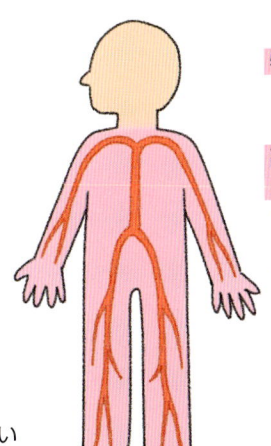

⑨ 抗コリン吸入薬

● ムスカリン受容体による気道収縮と抗コリン薬の作用機序

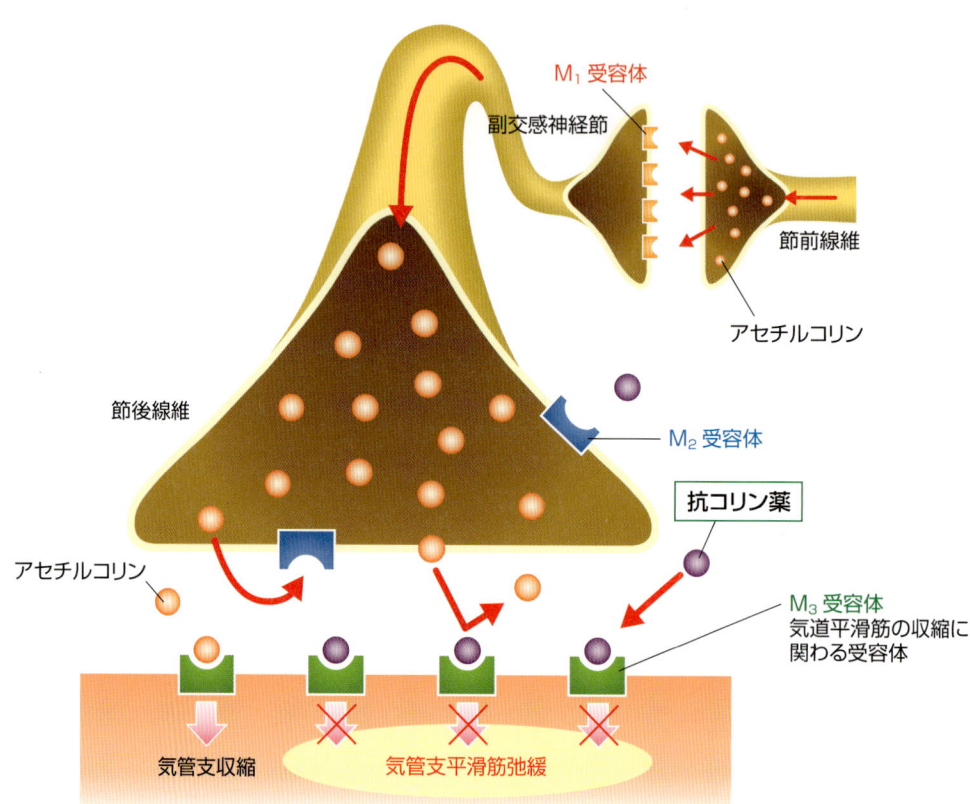

抗コリン吸入薬の作用

抗コリン薬は気管支平滑筋の収縮に関わる副交感神経終末のコリン作動性ムスカリン受容体に対して拮抗作用を示し，アセチルコリンによるCa^{2+}上昇を介した平滑筋収縮を阻害することで気管支拡張効果を発揮します。

抗コリン吸入薬は，穏やかな気管支拡張作用があり，長時間作用型では1日1回の吸入で24時間持続し，気管支拡張作用や症状改善効果を示します。「COPD診断と治療のためのガイドライン第4版」では，中等症以上のCOPD治療薬として長時間作用型抗コリン薬（LAMA）に加えて長時間作用型β2刺激薬（LABA）が同レベルで推奨されており，慢性の咳と痰，労作時の息切れをコントロールできない患者に対する治療の選択肢が提示されました。COPD治療薬としては，LAMA，LABA，LABA/吸入ステロイド（ICS）配合剤が市販されており，間もなくLAMA/LABA配合剤が上市される予定です。

抗コリン吸入薬の副作用

抗コリン薬の主な副作用として，口渇，口腔内乾燥，排尿困難，心悸亢進が挙げられます。また，緑内障や前立腺肥大症を悪化させる危険がありますので，これらの疾患をもった患者には注意します。

● 文献
1) 日本呼吸器学会COPDガイドライン第4版作成委員会 編：COPD（慢性閉塞性肺疾患）診断と治療のためのガイドライン第4版，メディカルレビュー社，2013．

● 抗コリン吸入薬の副作用

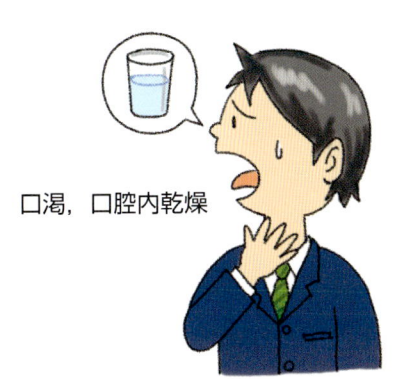
口渇，口腔内乾燥

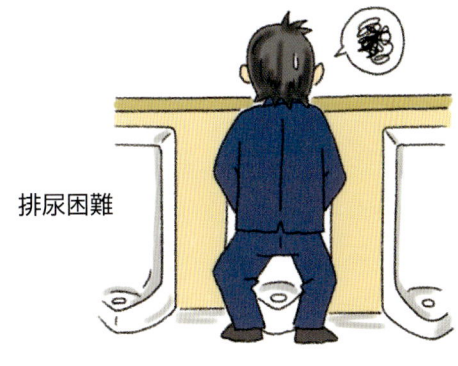
排尿困難

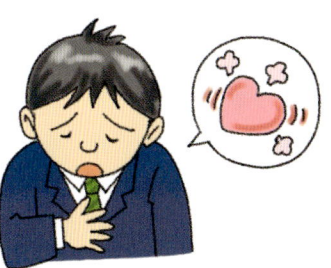
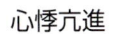
心悸亢進

10 テオフィリン

●テオフィリンの作用機序

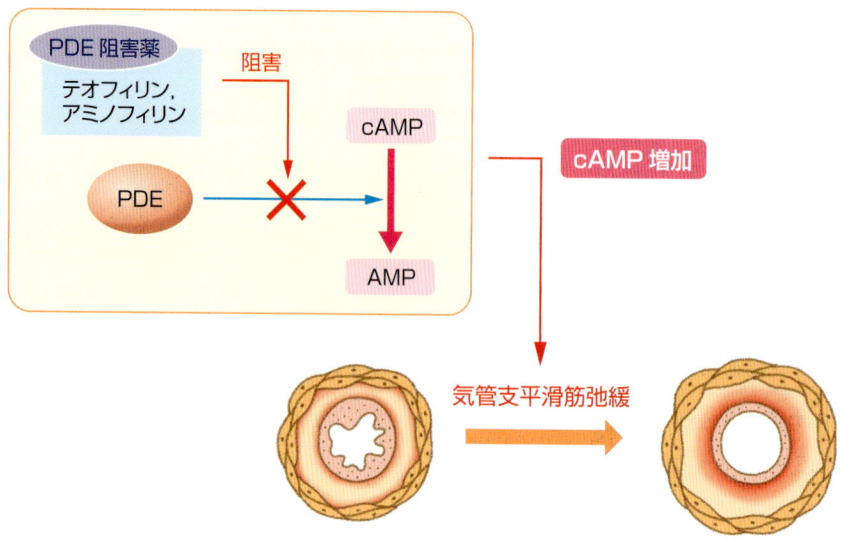

●テオフィリンの中毒症状

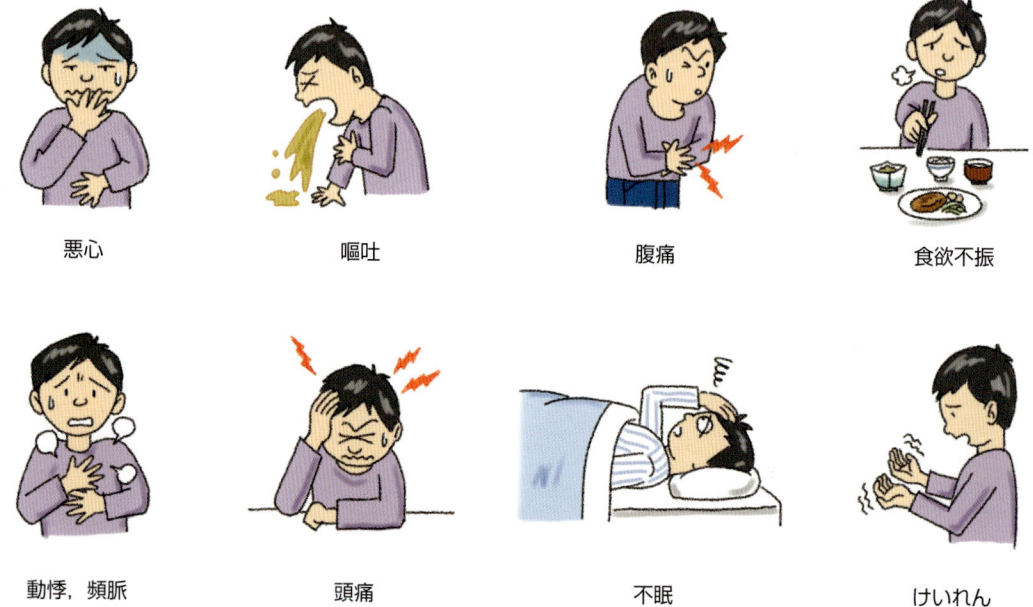

悪心　　嘔吐　　腹痛　　食欲不振

動悸, 頻脈　　頭痛　　不眠　　けいれん

テオフィリンのメカニズム

cAMPを分解する酵素ホスホジエステラーゼ（PDE）を阻害して，細胞内cAMPを増加させることで気管支平滑筋を弛緩させて拡張させます。また，アデノシン受容体を刺激して気管支収縮を抑制します。

テオフィリンの作用

効果の持続時間によって，①短時間型，②中間型，③長時間型——の3タイプに分類できます。短時間型は早く効きますが，すぐ効果がなくなります。中間型は4〜6時間後，長時間型は12時間後が効き目のピークです。

テオフィリンの副作用

血中濃度が高くなると吐気・嘔吐が起こり，さらに進むと，頻脈や痙攣などを起こして死亡に至る場合があります。治療域が狭く，年齢，飲酒，喫煙などで血中濃度（体内動態）が大きく変化するため，TDM（Therapeutic Drug Monitoring；治療薬血中濃度モニタリング）を行いながらの治療が望ましい薬剤です。主な副作用として消化器症状（悪心・嘔吐，腹痛，食欲不振），動悸，頻脈，頭痛，不眠，痙攣があります。

●テオフィリンの血中濃度

テオフィリンは治領域（＝治療にちょうどよい）が狭く，それを超えると中毒域（中毒症状を発現）が待っている

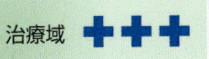

8〜15μg/mL　　20μg/mL 以上

一般的に医薬品には，治療域を超えても中毒にならない安全域がある

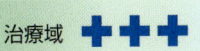 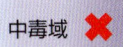

多くの副作用は，血中濃度を調べて飲む量を調整することで回避することができる

●血中濃度（体内動態）に影響する因子

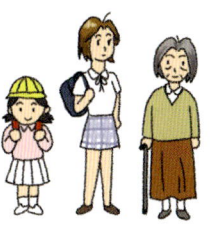

年齢

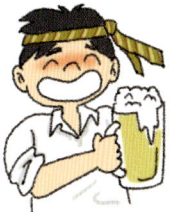

飲酒

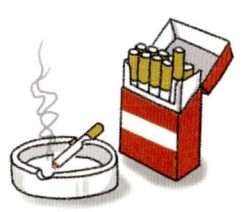

喫煙

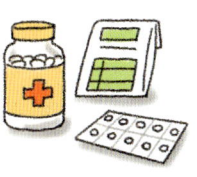

薬

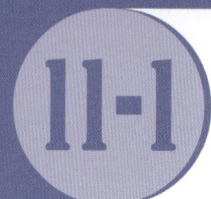 β₂刺激薬のメカニズム

● β₂刺激薬の作用機序

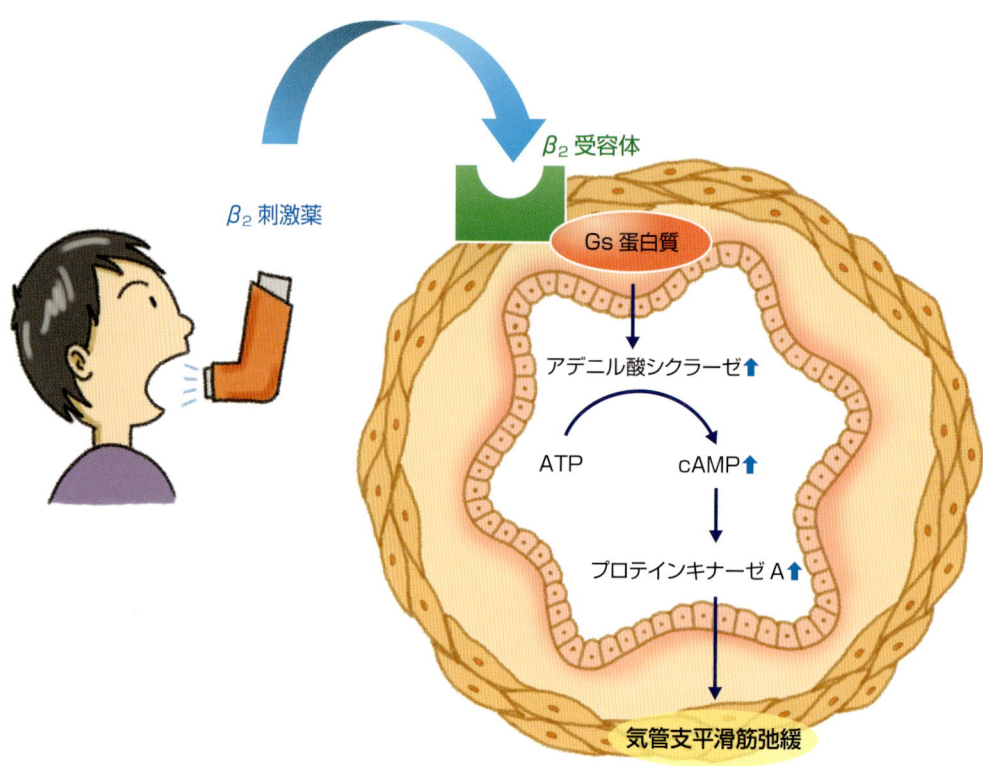

作用メカニズム

　交感神経の受容体にはα受容体（α_1, α_2）とβ受容体（β_1, β_2, β_3）が存在し，気管支平滑筋にはβ_2受容体が多く発現しています（表）。β_2受容体刺激薬によりβ_2受容体が刺激されると，アデニル酸シクラーゼが活性化され，セカンドメッセンジャーであるcAMP濃度が上昇します。その結果，プロテインキナーゼAが活性化され，気管支平滑筋が弛緩し，気道が拡張します。線毛運動亢進によって気道分泌液の排泄も促します。また，β_2受容体は平滑筋細胞以外にも存在しており，肥満細胞において炎症性メディエーターの遊離を抑制します。

　β_1受容体は心臓の拍動を増加させ，収縮力を強めます。β_2受容体は気管支や血管の平滑筋にあり，それらを弛緩させる役割をもっています。β_2刺激薬の受容体選択性は必ずしも完全ではなく，少なからずβ_1受容体も刺激するため，心機能亢進（動悸，頻脈，不整脈など）の副作用が発現することがあり注意が必要です。

吸入ステロイド薬とβ_2刺激薬の相乗効果

　ステロイドはβ_2受容体数を増加させることから，β_2刺激薬の気管支平滑筋弛緩作用を増強させます。また，β_2刺激薬はステロイドの核内移行を促進することにより，ステロイドの作用を増強します。したがって，長時間作用型β_2刺激薬と吸入ステロイド薬との併用にて，相乗効果が得られるとされています。

● 文献
1) 一般社団法人日本アレルギー学会 喘息ガイドライン専門部会 監：喘息予防・管理ガイドライン2012，協和企画，2012．
2) 浦部晶夫，島田和幸，他 編：今日の治療薬―解説と便覧―2013，南江堂，2013．

表　α，β受容体刺激による薬理作用

α_1受容体	気管支収縮，血管収縮，子宮収縮，インスリン分泌抑制，腸管弛緩
α_2受容体	ノルアドレナリン，アセチルコリン遊離量の減少
β_1受容体	心拍数増加，心筋収縮力増大，脂肪分解促進，腸管弛緩
β_2受容体	気管支拡張，血管拡張，子宮弛緩，グリコーゲン分解促進，インスリン分泌促進
β_3受容体	脂肪分解促進，心筋収縮抑制，血管弛緩

β₂刺激薬の作用・副作用

●長時間作用型と短時間作用型 β₂ 刺激薬

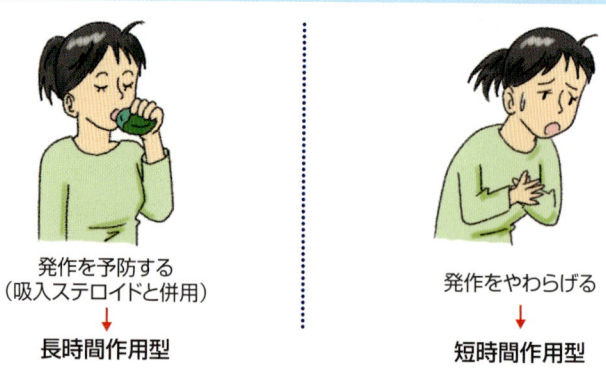

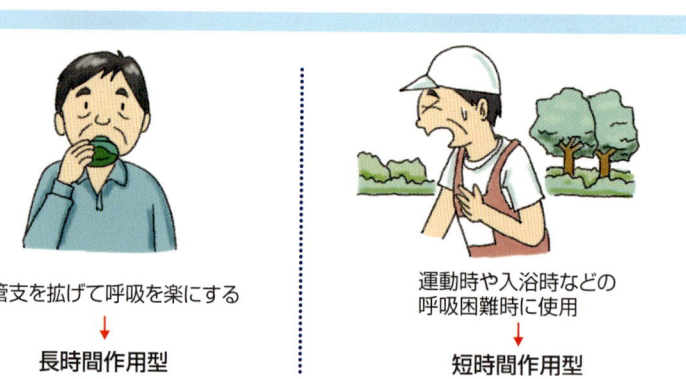

●β₂ 刺激薬の副作用

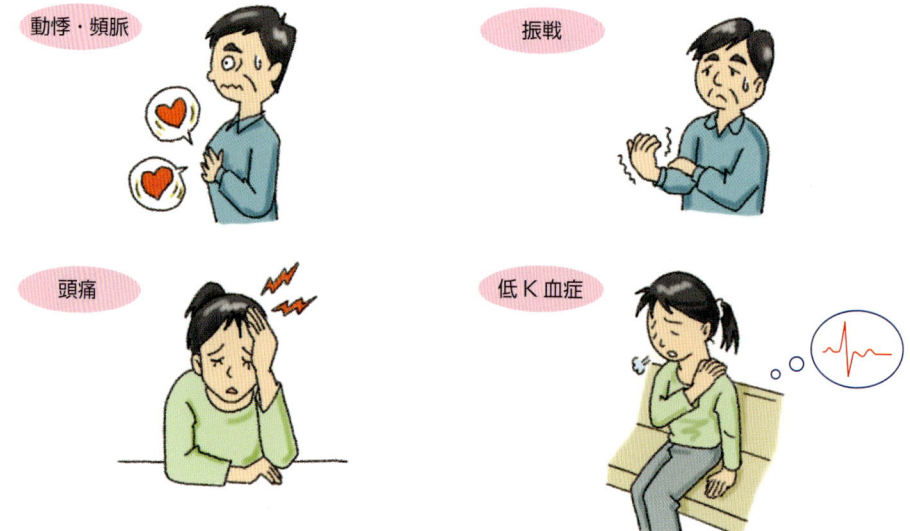

β₂刺激薬の分類

β₂刺激薬は，作用時間によって長時間作用型（long acting beta agonist；LABA）と短時間作用型（short acting beta agonist；SABA）に分類されます（表）。

1. 長時間作用型

LABAは，長時間にわたりβ₂受容体を刺激し気管支拡張作用を有するため，喘息治療において長期管理薬（コントローラー）として使用されます。呼吸機能の改善や喘息発作の予防に有効ですが，抗炎症作用はほとんどないため，必ず吸入ステロイド薬と併用します。また，COPD治療においては，抗コリン薬とともにLABAは治療の第一選択薬となります。

長時間作用型β₂刺激薬と吸入ステロイド薬との配合剤は，吸入操作回数が減少することで，アドヒアランスの改善が期待できます。また，長時間作用型β₂刺激薬の単独使用を防ぐことができます。配合剤には，アドエアとシムビコートがあります。

2. 短時間作用型

SABAは，持続時間が短いものの効果発現は早い（30分以内）ため，喘息治療においては発作治療薬（リリーバー）として使用されます。喘息患者のなかには，薬剤の特性からSABAに頼りすぎてしまう患者がいるため，吸入ステロイド薬を中心とした基本的治療が不規則とならないよう注意する必要があります。

また，COPDにおいては，運動時や入浴時など日常生活での呼吸困難の予防に有効です。

β₂刺激薬の副作用

動悸，頻脈，不整脈，振戦，頭痛，悪心・嘔吐，低K血症などの副作用があります。副作用頻度は，経口薬＞貼付薬＞吸入薬の順で高いといわれています。

甲状腺機能亢進症，高血圧，心疾患，糖尿病の患者には注意して使用する必要があります。

● 文献

1) 一般社団法人日本アレルギー学会 喘息ガイドライン専門部会 監：喘息予防・管理ガイドライン2012，協和企画，2012.
2) 特集 もっと知りたい！ 吸入療法. 薬局，64 (1)，2013.
3) 浦部晶夫，島田和幸，他 編：今日の治療薬―解説と便覧―2013，南江堂，2013.

表 主なβ₂刺激薬

分類	剤形	商品名	成分名	pMDI	DPI	ネブライザー	適応 気管支喘息	適応 COPD
長時間作用型	吸入	セレベント	サルメテロール		●		●	●
長時間作用型	吸入	オンブレス	インダカテロール		●		×	●
長時間作用型	吸入	オーキシス	ホルモテロール		●		×	●
長時間作用型	貼付	ホクナリン	ツロブテロール				●	●
長時間作用型	経口	ホクナリン	ツロブテロール				●	●
長時間作用型	経口	メプチン	プロカテロール				●	●
長時間作用型	経口	ベロテック	フェノテロール				●	●
長時間作用型	経口	スピロペント	クレンブテロール				●	●
長時間作用型	経口	ベネトリン	サルブタモール				●	●
短時間作用型	吸入	メプチン	プロカテロール	●	●	●	●	●
短時間作用型	吸入	ベネトリン	サルブタモール			●	●	●
短時間作用型	吸入	サルタノール	サルブタモール	●			●	●
短時間作用型	吸入	アイロミール	サルブタモール	●			●	●
短時間作用型	吸入	ベロテック	フェノテロール	●			●	●
配合剤	吸入	アドエア	サルメテロール/フルチカゾン	●	●		●	●
配合剤	吸入	シムビコート	ホルモテロール/ブデソニド		●		●	●

pMDI：加圧噴霧式定量吸入器　　DPI：ドライパウダー式定量吸入器

12-1 抗アレルギー薬のメカニズム

● 抗アレルギー薬の作用メカニズム

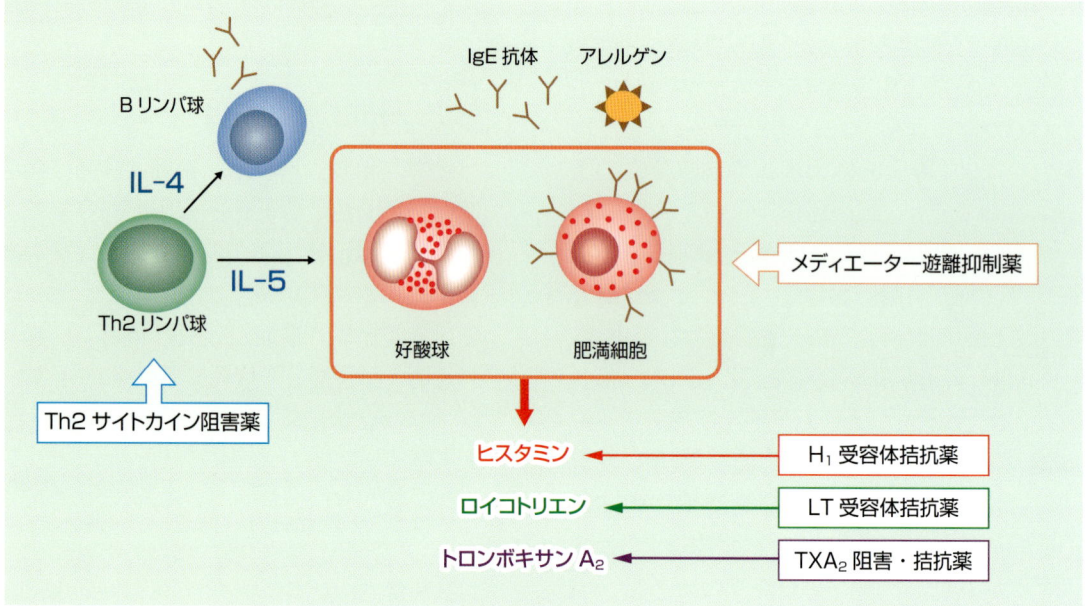

● ロイコトリエン受容体拮抗薬の作用機序

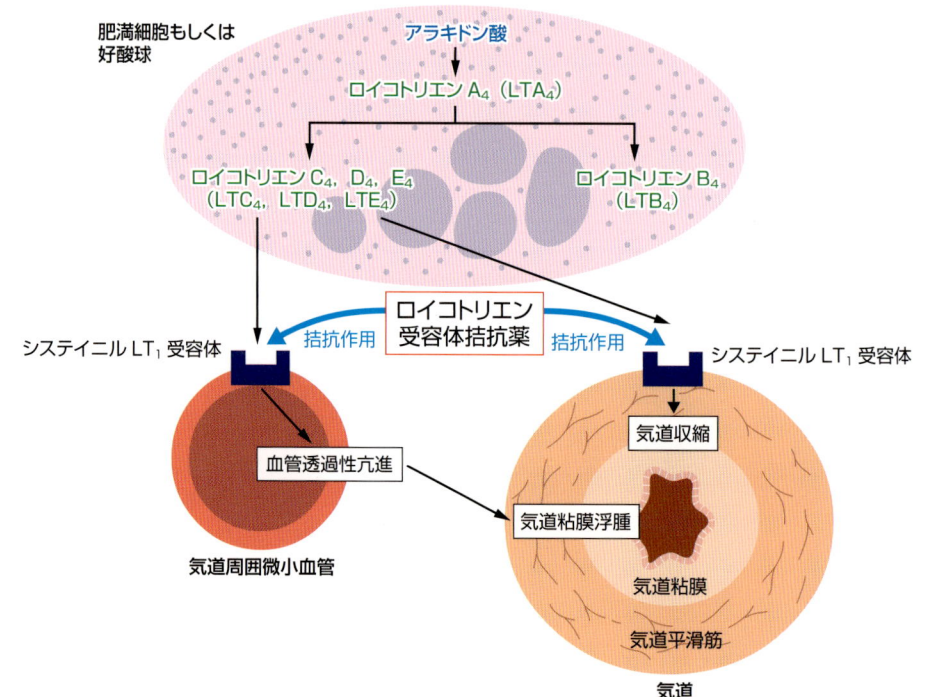

抗アレルギー薬の種類

気道においてアレルゲンにより肥満細胞や好酸球が活性化されると，ヒスタミンやロイコトリエン，プロスタグランジンなどのケミカルメディエーターが放出されます。これらの気管支平滑筋収縮，血管透過性の亢進，粘膜分泌促進，炎症細胞遊走などにより喘息発作が現れます。

抗アレルギー薬には，喘息治療における長期管理薬の基本治療として使用されるロイコトリエン受容体拮抗薬のほか，追加治療として使用されるメディエーター遊離抑制薬，第二世代ヒスタミンH_1拮抗薬，トロンボキサンA_2阻害・拮抗薬，Th2サイトカイン阻害薬があります。

ロイコトリエン受容体拮抗薬

肥満細胞に抗原が結合し，抗原-抗体反応が生じると，システイニルロイコトリエンと呼ばれるロイコトリエンC_4（LTC_4），ロイコトリエンD_4（LTD_4），ロイコトリエンE_4（LTE_4）が産生されます。LTC_4，LTD_4，LTE_4は特に気管支平滑筋を収縮させる作用が強く，また，気道周囲の微小血管での血管透過性を亢進させます。

ロイコトリエン受容体拮抗薬は，ロイコトリエン受容体に選択的に結合することにより，LTC_4，LTD_4，LTE_4の作用を拮抗的に阻害します。

メディエーター遊離抑制薬

肥満細胞や好酸球から放出されるヒスタミン，ロイコトリエン，プロスタグランジンなどの種々のメディエーターの生成・遊離を抑制します。

ヒスタミンH_1拮抗薬

H_1受容体遮断作用のほか，肥満細胞からのケミカルメディエーターの生成・遊離を抑制し，さらに拮抗作用を有します。気管支喘息治療では，第一世代のH_1拮抗薬と比べ中枢抑制作用や抗コリン作用が少ない第二世代のH_1拮抗薬が使われます。

トロンボキサンA_2阻害・拮抗薬

肥満細胞や好酸球から放出されるトロンボキサンA_2（TXA_2）は，気管支平滑筋を収縮させ，血管を収縮し，また血小板凝集抑制作用も示します。TXA_2合成酵素阻害薬は，トロンボキサン合成酵素を選択的に阻害してTXA_2の産生を抑制します。TXA_2受容体拮抗薬は，TXA_2受容体への結合を阻害することにより，TXA_2の作用を抑制します。

Th2サイトカイン阻害薬

ヘルパーT細胞から産生されるTh2サイトカイン（インターロイキン-4およびインターロイキン-5）の産生を阻害することによって，好酸球の活性化を抑制し，またIgE抗体産生も抑制します。

● 文献
1) 一般社団法人日本アレルギー学会 喘息ガイドライン専門部会 監：喘息予防・管理ガイドライン2012，協和企画，2012.
2) 赤池昭紀，岡本博，他：疾患別薬理学第4版，廣川書店，2011.

12-2 抗アレルギー薬の作用・副作用

● 喘息治療における抗アレルギー薬とは？

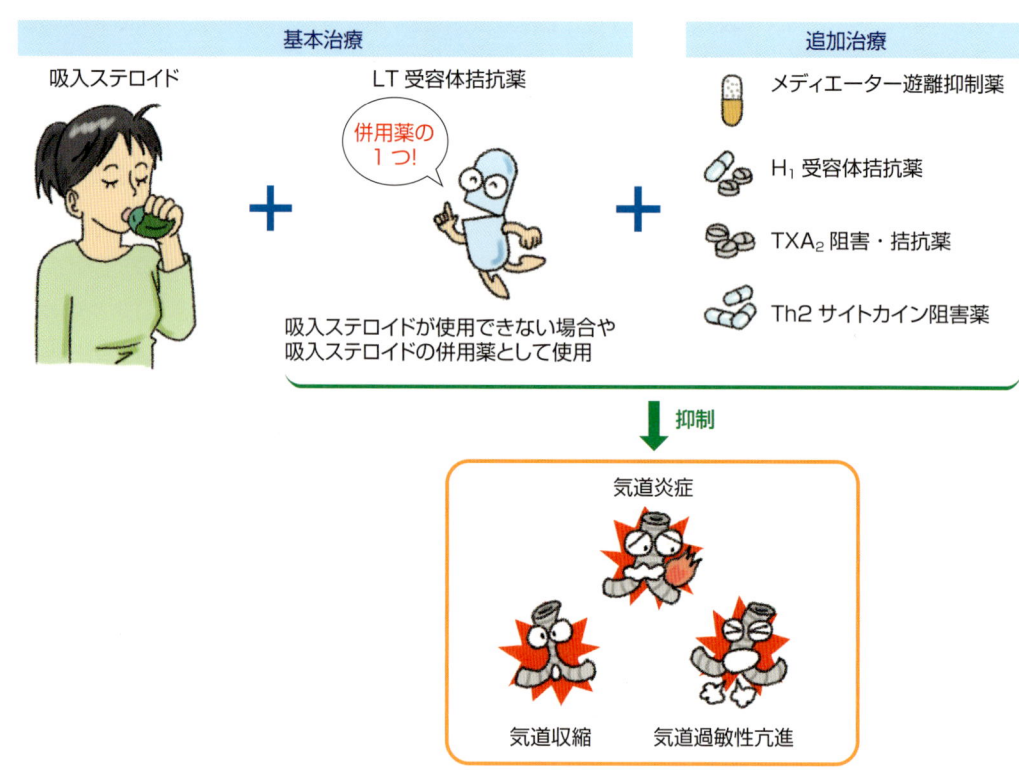

表　主な抗アレルギー薬

分類	商品名	成分名	剤形
ロイコトリエン受容体拮抗薬	オノン	プランルカスト	経口
	アコレート	ザフィルルカスト	経口
	シングレア，キプレス	モンテルカスト	経口
メディエーター遊離抑制薬	インタール	クロモグリク酸	吸入
	リザベン	トラニラスト	経口
	ソルファ	アンレキサノクス	経口
	ロメット	レピリナスト	経口
	ケタス	イブジラスト	経口
	アレギサール，ペミラストン	ペミロラスト	経口
第二世代ヒスタミン H_1 拮抗薬 ※気管支喘息に適応のある薬剤のみ	ザジテン	ケトチフェン	経口
	アゼプチン	アゼラスチン	経口
	セルテクト	オキサトミド	経口
	ニポラジン，ゼスラン	メキタジン	経口
	アレジオン	エピナスチン	経口
トロンボキサン A_2 阻害薬・拮抗薬	ベガ，ドメナン	オザグレル	経口
	ブロニカ	セラトロダスト	経口
Th2 サイトカイン阻害薬	アイピーディ	スプラタスト	経口

抗アレルギー薬の位置づけ

抗アレルギー薬（表）は，気管支喘息治療において長期に服用することにより，症状発現を予防するのが目的です。急性発作に対する効果は期待できません。ロイコトリエン受容体拮抗薬（LTRA）は，吸入ステロイド薬が使用できない場合や吸入ステロイド薬の併用薬として使用されます。LTRA以外の抗アレルギー薬は，長期管理薬の基本治療に追加する薬剤となります。

ロイコトリエン受容体拮抗薬（LTRA）

気道収縮抑制作用と気道炎症抑制作用を有しています。アレルギー性鼻炎合併喘息，運動誘発喘息，アスピリン喘息の長期管理に特に有用とされています。

一般に投与2〜4週間後に有効性を判定します。副作用は，ザフィルルカストでは肝機能障害があります。

メディエーター遊離抑制薬

気管支喘息の気道過敏性を改善し，また，気道の炎症を抑制します。副作用は比較的少ないのですが，肝機能障害や消化器症状などがあります。

第二世代ヒスタミンH_1拮抗薬

アレルギー性鼻炎やアトピー性皮膚炎を伴う喘息に有用性が期待できます。副作用は，眠気や倦怠感などの中枢神経抑制作用があります。新しく開発された薬ほど眠気，抗コリン作用の副作用が軽減されています。

トロンボキサンA_2阻害・拮抗薬

気道の炎症を抑制して気道過敏性を改善し，また，低下した粘膜線毛輸送能を改善します。

副作用は肝機能障害があります。また，出血傾向の助長がみられるため，血小板凝集能抑制作用のある薬剤（パナルジン，ワーファリンなど）との併用には注意が必要です。

Th_2サイトカイン阻害薬

気道の炎症を抑制し，気道過敏性を改善します。副作用は肝機能障害，ネフローゼ症候群などがあります。

● 文献
1) 一般社団法人日本アレルギー学会 喘息ガイドライン専門部会 監：喘息予防・管理ガイドライン2012，協和企画，2012.

13 吸入療法の基本

●吸入薬使用のポイント

吸入の手順

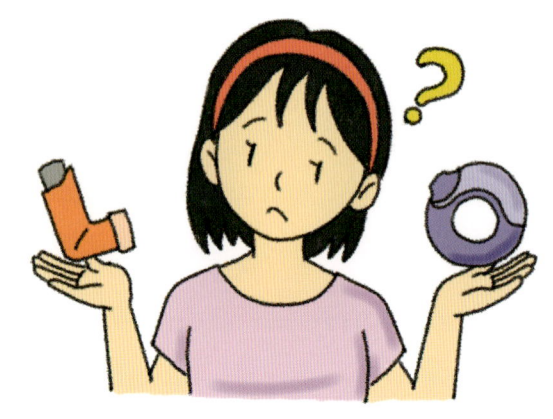

それぞれの吸入器具によって吸入の手順が異なるため，使用説明書に従って正しく器具の準備を行い，効果的な吸入方法を身につけることが大切です。

吸入時の姿勢

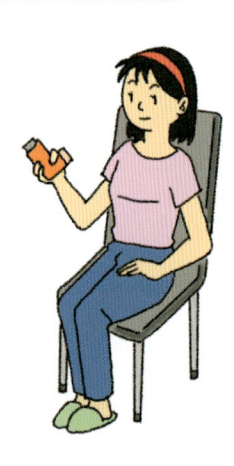

薬剤を吸入できるように深呼吸ができる体位＝座った状態でも立った状態でも上半身をほぼまっすぐに

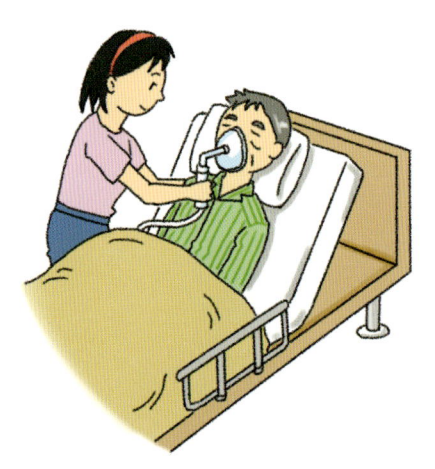

ネブライザーを使用する寝たきりの患者さんは，痰が出やすい姿勢で

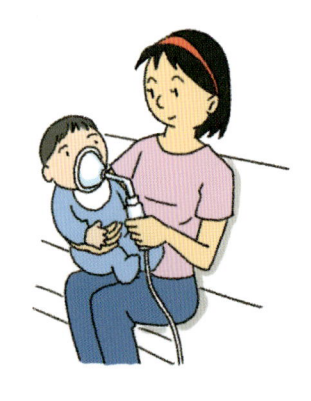

ネブライザーを使用する赤ちゃんは抱っこ，乳幼児はひざの上に座らせるなどして，安心できる姿勢で

吸入前の息の吐き出し方

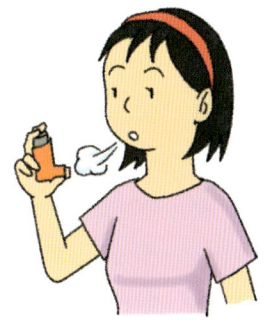

【加圧噴霧式（pMDI）製剤】
自然に吐き出した状態から吸入を開始。深く吐き出すと，吸気が速くなってしまい十分な効果が得られなくなる場合があります。

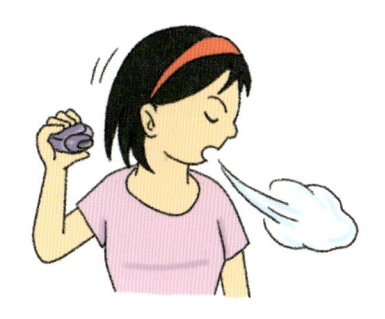

【ドライパウダー式（DPI）製剤】
深呼吸のようにしっかりと吐き出してから吸入を開始。器具に息を吹きかけないように横を向いて息を吐き出すことが大切です。

吸入薬の吸い込み方

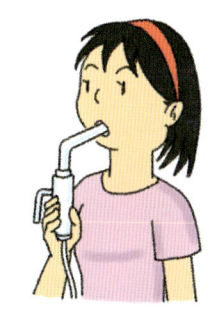

【ネブライザー】
終始，自然な呼吸を続けます。

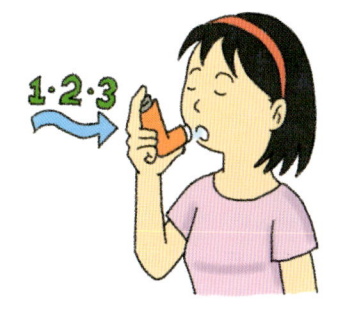

【pMDI 製剤】
3秒かけてゆっくり息を吸い込みます。速く息を吸うと，肺への薬の到達率が低下するので注意しましょう。

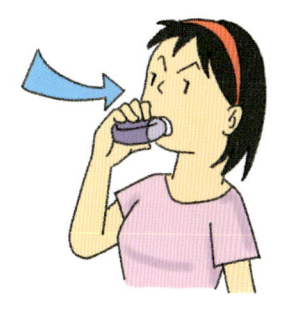

【DPI 製剤】
速く深く息を吸い込むことが大切です。

吸入後の息止め

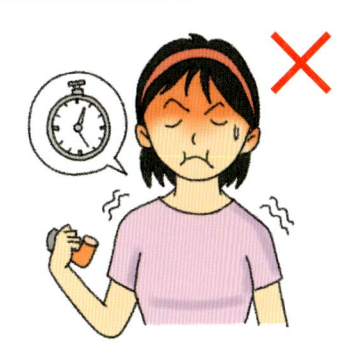

【pMDI 製剤，DPI 製剤】
薬剤を吸い込んだら5～10秒を目安に息止めをします。ただし，患者にとって無理のない程度の息止めで。息止めの後は，ゆっくりと息を吐き出します。パルミコートとシムビコートについては，肺内到達率が高い粒子径のため，息止めの必要はありません。

[息を止めるのはなぜ？]
吸入後に息を止めることによって，薬剤の肺内沈着率を増加させることができるからです。

吸入後のうがい

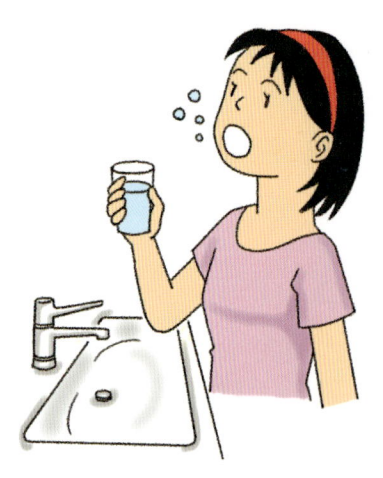

クチュクチュ・ガラガラうがいを習慣づけましょう。

[うがいをするのはなぜ？]
吸入ステロイド薬を使用した場合は，局所の副作用（口腔カンジダ，咽頭痛，声がれなど）を予防するため必ずうがいをする必要があります。うがいができない場合は，吸入後に水を飲んで洗い流すようにします。
$β_2$刺激薬を使用した場合は，唾液と一緒に飲み込むことによって引き起こされる全身性の副作用（動悸，頻脈，手指の震えなど）を予防するために，うがいをすることもあります。
抗コリン薬を使用した場合は，とくにうがいの必要はありませんが，口渇や排尿障害が起こりやすい患者にはうがいを勧めましょう。
一般的には，使用する吸入薬の種類にかかわらず，吸入後はうがいを習慣づけるように指導することが大切です。

とくに確認が必要なポイント

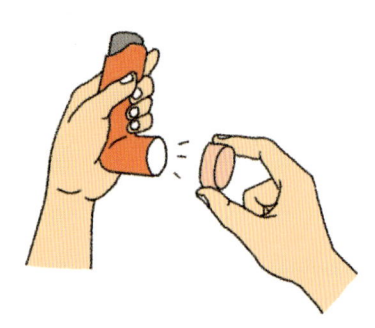

【定量吸入器】
使用する前にちゃんとふたは取っていますか？
確認しましょう。

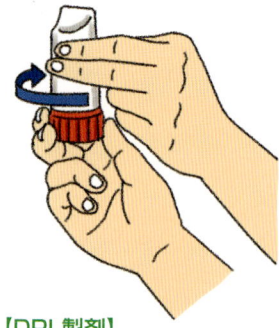

【DPI製剤】
吸入する前に薬を正しくセットできましたか？
"カチッ"という音が聞こえましたか？
確認しましょう。

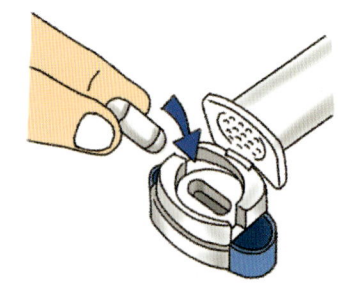

【カプセル吸入薬】
器具に新しいカプセルが充填されていますか？
空カプセルではありませんか？
確認しましょう。

患者に合わせた吸入指導を

　吸入療法を効果的に行うためには，適切な吸入器具の選択と吸入手技の習得が必要です。

　吸入器具は，それぞれに特徴および長所・短所があるため，患者の年齢，アドヒアランスなどを考慮して選択する必要があります。また，必要に応じて吸入補助器具（スペーサー）の使用も併せて検討します。薬剤師は患者あるいはその保護者に対し，吸入手順をわかりやすく説明し，正しく吸入手技を習得できるように手助けを行う必要があります。

吸入器具の種類

　吸入器具は大きく分けてネブライザーと定量吸入器があります。それぞれに長所・短所がありますが，患者さん個々に対応する必要があります。また，吸入補助器具も用意されていますので適宜使用するとよいでしょう。

　表に吸入器具の種類と特徴を示します。

表　吸入器具の種類と特徴

分類	特徴	方式とその特徴	乳幼児	学童	成人
ネブライザー	【長所】 ・全年齢で使用可 ・自然呼吸で吸入可 ・確実に吸入できる ・薬液量調整が容易 【短所】 ・吸入に時間がかかる ・装置が大型 ・高価 ・電源が必要 ・騒音	ジェット式（圧縮空気を用いて薬液を霧化） 【長所】耐久性に優れ，機種の選択肢が多い 【短所】騒音／比較的大型	○	○	○
		超音波式（超音波振動子の振動を利用して薬液を霧化） 【長所】大量噴霧可能／静か 【短所】薬物の熱変性／少量の噴霧には不適／ステロイド懸濁液の吸入不可	○	○	○
		メッシュ式（振動などにより薬液をメッシュの穴から押し出して霧化） 【長所】静か／軽量小型／電池で駆動可 【短所】耐久性未確認／機種の選択肢が少ない	○	○	○
定量吸入器 (metered dose inhaler; MDI)	【長所】 ・吸入に時間がかからない ・軽量・小型 ・携行性に優れる ・装置不要 ・騒音がない ・電源不要 【短所】 ・乳幼児では使用困難 ・吸入手技の習得が必要 ・吸入が不確実な場合がある ・過量投与の危険性	加圧噴霧式（pMDI）（エアロゾルとして噴霧） 【長所】小型で携帯しやすい 【短所】吸気と噴霧の同調が必要／使用前によく振って混合する必要あり	×*	△*	○
		ドライパウダー式（DPI）（吸気によって粉末状薬剤を飛散させて吸入） 【長所】吸気との同調が不要 【短所】吸入力が必要	×	○	○
吸入補助器具 （スペーサー）	【長所】pMDIの吸気と噴霧の同調が必要なくなる／口腔内の薬剤の沈着を減少できる 【短所】携行しにくい／器具の洗浄・消毒が必要／静電気などによる器具への薬剤の付着		○	○	○

＊：スペーサー使用で○

（濱崎雄平，河野陽一，他 監，日本小児アレルギー学会 作成：小児気管支喘息治療・管理ガイドライン2012，協和企画，2011．を参考に作成）

14 ネブライザー

●ネブライザー使用の手順とポイント

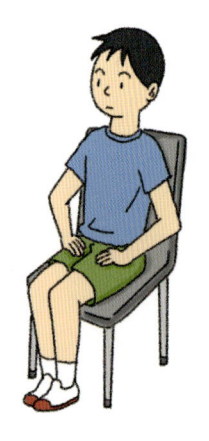

〈姿勢〉
体を起こした姿勢で座ります。

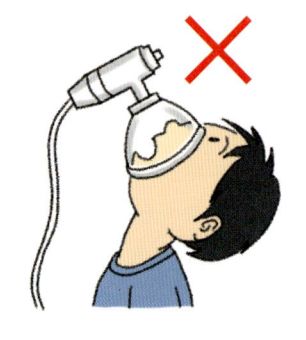

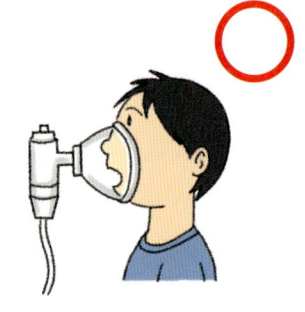

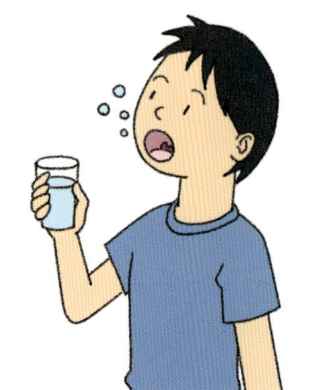

〈準備～吸入〉
①処方で指示された量の薬液をセットし、スイッチを入れます。
②噴霧状態を確認してから、吸入を開始します。噴霧時に45度以上傾けてはいけない機種がありますので、注意が必要です。
③薬液が出てこなくなったら、スイッチを切ります。

〈吸入後〉
①うがいをします。軽く口をすすぎ、口やのどに残った薬を洗い流す程度でかまいません。薬は飲み込んでも害はないため、小さな子どもの場合、吸入は食事の前に行うとよいでしょう。
②電源プラグをコンセントから抜き、部品を外して洗浄します。

(ネブライザー貸与事業実施マニュアル, 独立行政法人環境再生保全機構, 2009. を参考に作成)

吸入指導時の留意点

通常はマウスピースを用いて，口呼吸で安静換気を行いますが，鼻呼吸になってしまう場合は，マスクを使用しましょう。乳幼児にも使用可能です。

チェックポイント

1. マウスピースを用いる場合
- 口呼吸で安静換気をする（深くゆっくりと吸入し，マウスピースを通してゆっくりと吐き出す）
- 鼻呼吸をしてしまう場合には，マスクを検討する
- ネブライザーへの唾液の逆流に注意し，時々，唾液をティッシュなどに吐き出す

2. マスクを用いる場合
- マスクは顔のサイズにあったものをできるだけ密着させる（吸入効率が悪くなるため）
- 乳幼児は泣かないように心がける（吸入効率が悪くなるため）
- 吸入後には，顔に付いた薬液を水で洗うもしくは拭きとる

●薬液のセット方法（パルミコート吸入液）

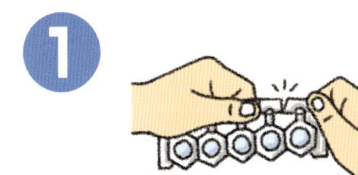

1 1回分のアンプルを切り離します。下から切り離さないようにアンプルの上部を持ち，前後にさくようにします。

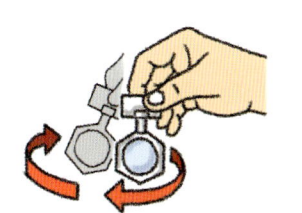

2 アンプルの上部を持ち，振り混ぜます。泡立てない程度の強さで，円を描くようにゆっくりと振り混ぜます。

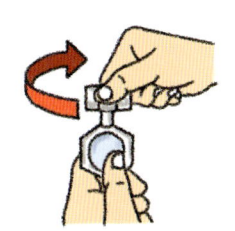

3 上部をねじり切って開封します。薬液がこぼれないようにアンプルを垂直に立て，開封します。

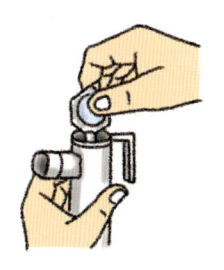

4 ネブライザーの薬液ボトルに薬液を入れます。アンプルの中の薬液を全部絞り出します。

（アストラゼネカ 患者用指導箋を参考に作成）

● 薬液のセット方法（メプチン吸入液ユニット）

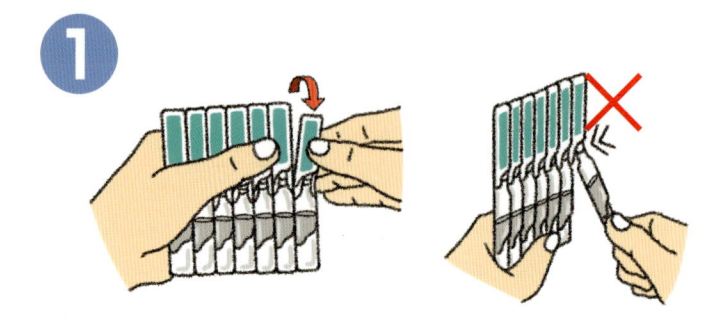

1 容器のラベル部分を上にして持ち，前後に裂くように1本ずつ切り離してください。容器のラベル部分の反対側から切り離すと容器の口が開封することがありますので，ラベルの反対側からは切り離さないでください。

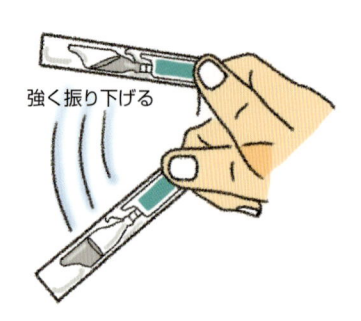

2 強く振り下げる

容器のラベル部分を持ち，強く振って開封口部に溜まっている薬液を落としてください。

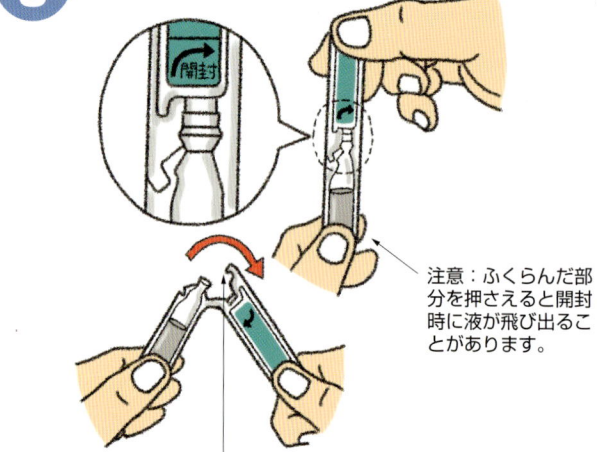

3 矢印の方向に開封してください。

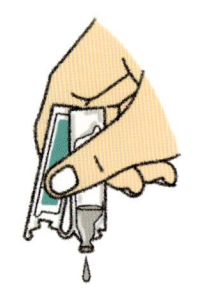

注意：ふくらんだ部分を押さえると開封時に液が飛び出ることがあります。

注意：ここは切り離しできません。

4 ラベルを折り曲げた状態で，容器を持ってください。必ずネブライザーに滴下して使用してください。

（大塚製薬 患者用指導箋を参考に作成）

Chapter3 吸入薬と貼付剤の使い方と指導のコツ

●薬液のセット方法（インタール吸入液）

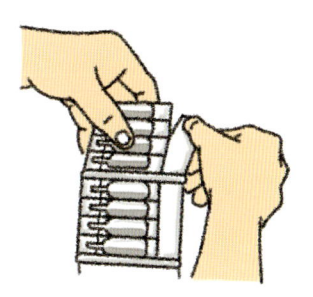

1 使用するアンプルの底の部分を支持体から切り離します。

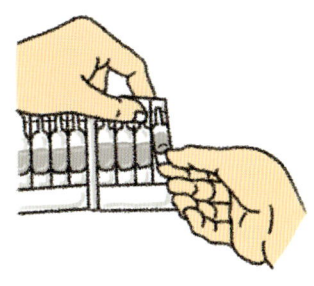

2 アンプル本体の底の部分を持ち，アンプルを取り外します。

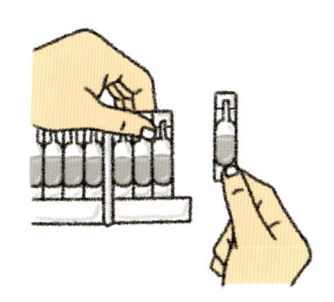

3 アンプルはキャップごと取り外します。

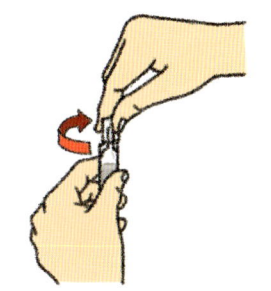

4 アンプルのキャップを，ねじって切り取ります。

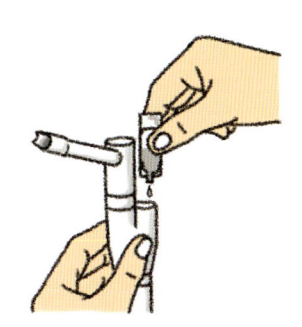

5 ネブライザーの中に，静かに液を押し出します。

（サノフィ 患者用指導箋を参考に作成）

15 インヘラー

●pMDI 使用の手順

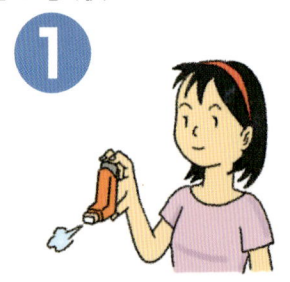

1 初めて使用する場合は，試し押しを数回行って噴霧を確認する。

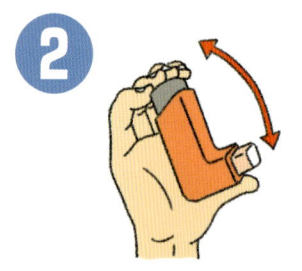

2 キャップを外してから容器をよく振る（容器を振らなくてよいもの：アトロベント，オルベスコ，キュバールなど）。

〈クローズドマウス法〉（直接口にくわえて吸入する方法）

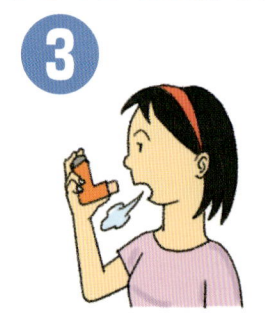

3 息を十分に吐き出す。

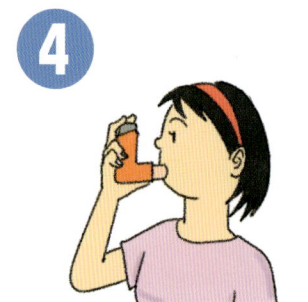

4 息を止めたまま，吸入口を軽く歯でくわえ，しっかり唇で覆う。

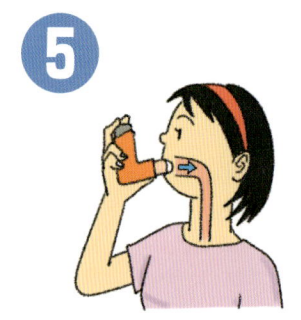

5 ボンベを 1 回強く押すと同時に，息を深くゆっくり吸い込む（吸気時間約 3 秒）。

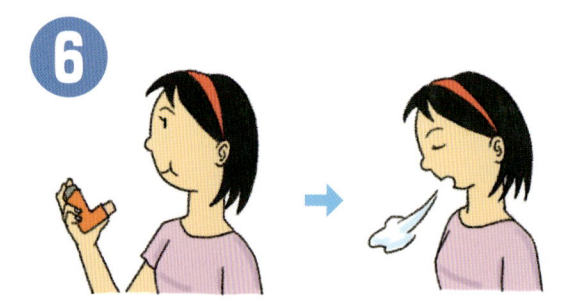

6 息を吸い込んだ状態で 3 秒以上息を止める（息こらえ）。その後，ゆっくり吐く。
※1 度に 2 回以上吸入する場合は，❸〜❻の手技を繰り返す。

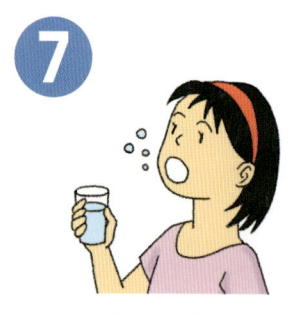

7 吸入後にうがいをする。

吸入指導時の留意点

アダプターごとに使用説明書に従って使用します。加圧噴霧式（pMDI）は，薬剤を噴霧するタイミングと吸気の同調が必要となります。同調が難しい乳幼児などでは，吸入補助器具（スペーサー）を用いることで吸入が可能となります。

チェックポイント

・吸入器を正しい向きで持っている
・押すタイミングと吸気のタイミングが一致している
・鼻呼吸をせずに口呼吸ができる
・ゆっくり深く吸える
・息止めができる（特にキュバール，オルベスコでは重要）
・マウスピース付きのスペーサーを用いた場合は，マウスピースをしっかり口にくわえている
・マスク付きスペーサーを用いた場合は，マスクが顔にしっかり密着している
・一押しするごとに吸入している
・吸入数カウンターがない場合は残薬量に注意する

〈オープンマウス法〉（口から離して吸入する方法）

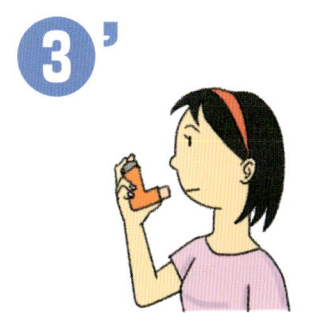

3' 口から3〜4cm離した状態で構える。

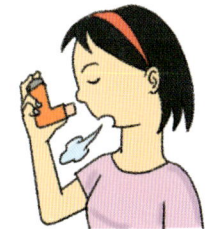

4' 苦しくならない程度に息を十分吐き出す。

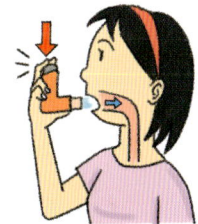

5' 息を吸い込み始めるのと同時にボンベを1回押して，薬をゆっくり吸入する。

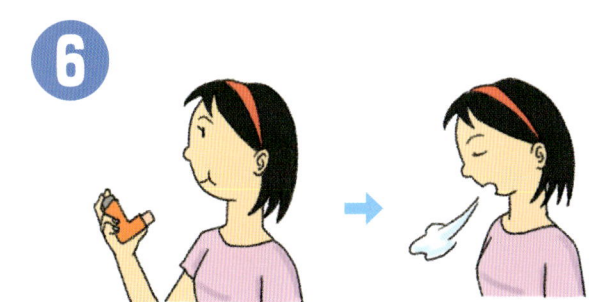

6 息を吸い込んだ状態で3秒以上息を止める（息こらえ）。その後，ゆっくり吐く。
※1度に2回以上吸入する場合は，3'〜6の手技を繰り返す。

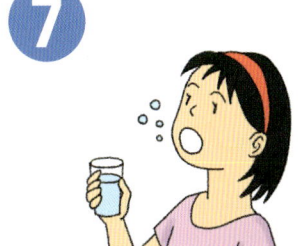

7 吸入後にうがいをする。

16 レスピマット

●レスピマット使用の手順とポイント

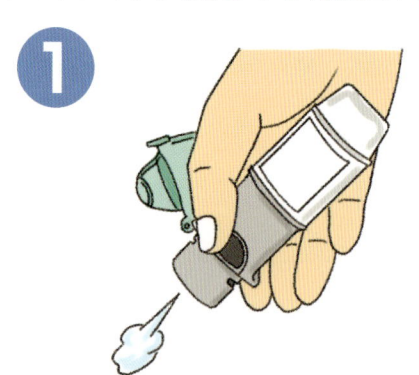

1 初めて使用する場合は，試し押しを数回行って噴霧を確認する

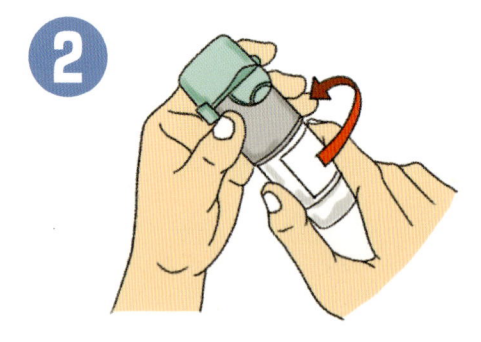

2 キャップを閉じた状態で上向きにして，透明ケースを"カチッ"という音がするまで180度回転させる

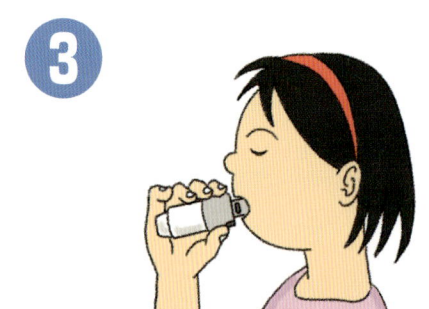

3 キャップを完全に開け，息を吐き出して，マウスピースをくわえる

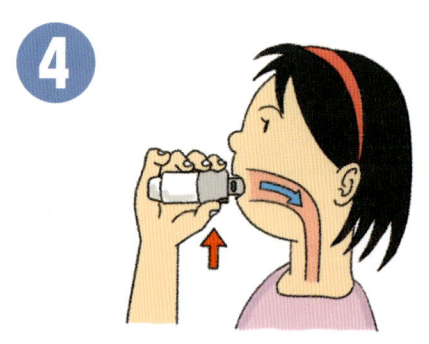

4 口からゆっくり息を吸いながら，同時に噴霧ボタンを押し，深くゆっくり息を吸い込む

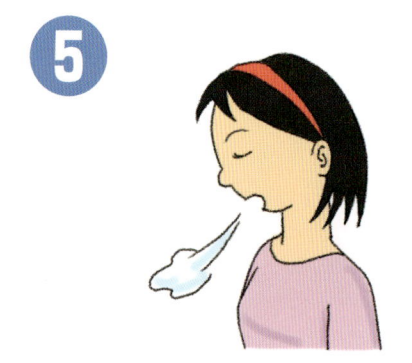

5 息を吸い込んだ状態で10秒ほど息を止める（息こらえ）。その後，ゆっくり吐く

6 ❷〜❺をもう一度繰り返す

Chapter3 吸入薬と貼付剤の使い方と指導のコツ

チェックポイント

- カートリッジを正しく挿入できる（初回時）
- 残量の表示を確認できる
- 1吸入分の薬剤が正しくセットできる
- 吸入時に吸入器を水平に持つことができる
- 押すタイミングと吸気のタイミングが一致している
- 鼻呼吸をせずに口呼吸ができる
- ゆっくり深く吸える
- 息止めができる
- 一押しするごとに吸入している

●カートリッジの挿入方法

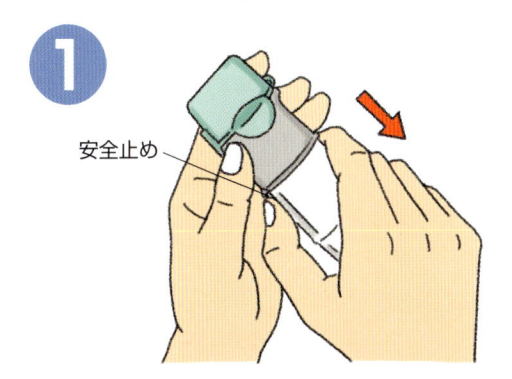

1 安全止め

キャップを閉じた状態で，安全止めを押しながら，透明ケースを外す。カートリッジ挿入前に透明ケースを180度回転させないように注意する

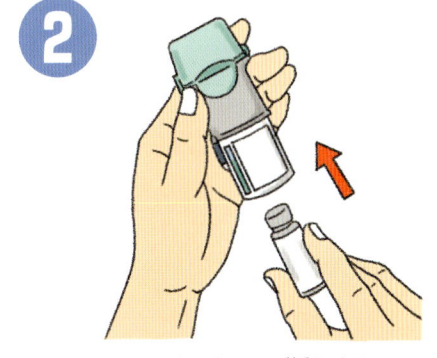

2

カートリッジ挿入する

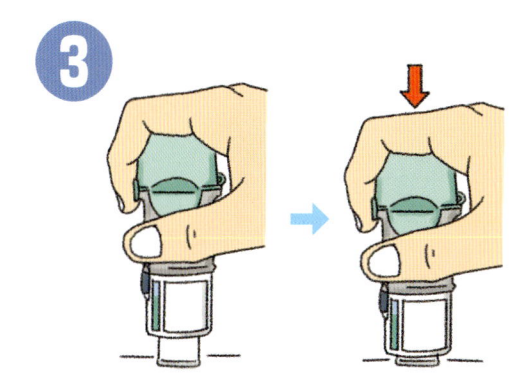

3

カートリッジを固い平面の上で上から強く押し込む。まず約1cm程度見える位置まで押し込み，さらに力を加え2〜3mm程度見える位置までしっかりと押し込む

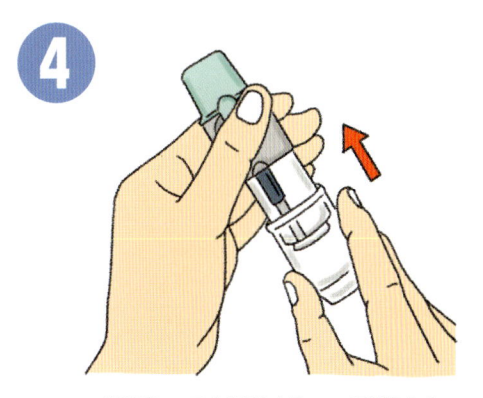

4

透明ケースを装着する。一度挿入したカートリッジは抜かないように気をつける

16 レスピマット

17 ディスクヘラー

● ディスクヘラー使用の手順とポイント

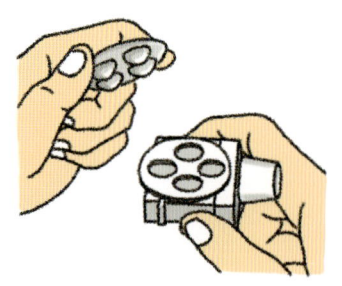

1
白いトレーの4つの穴にディスクの凸部分を合わせて載せる

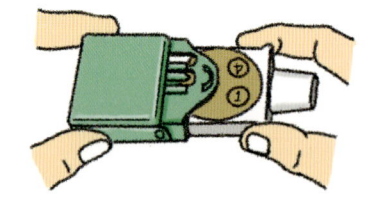

2
ディスクを載せた白いトレーを本体にカチッと音がするまでしっかりと最後まで押し戻す

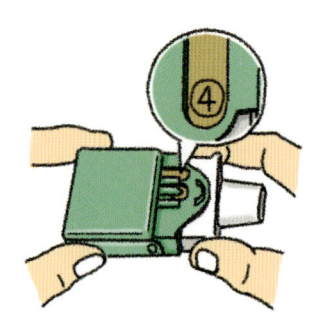

3
白いトレーの両端を持って，動かなくなるところまで静かに引き出し，再び押し戻す。このとき，カチッという音とともにディスクが回転する。この操作を繰り返すことによってディスクが回転し，表示窓に"4"が現れたら装着が終了

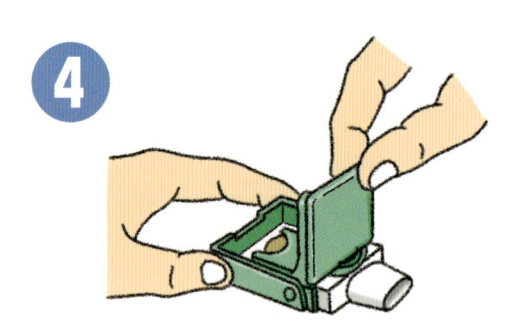

4
吸入器を水平にして，ふたを立ててディスクに穴をあけて，再びふたを閉じる。傾けないように水平に保つ

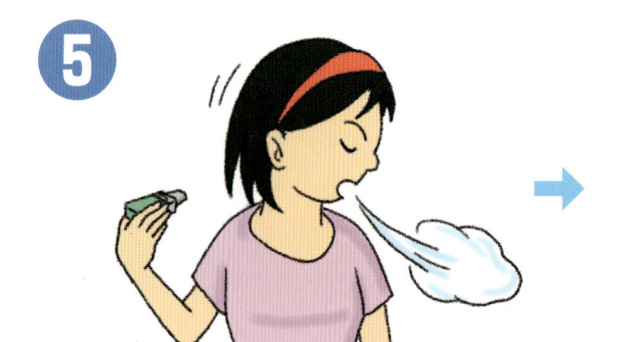

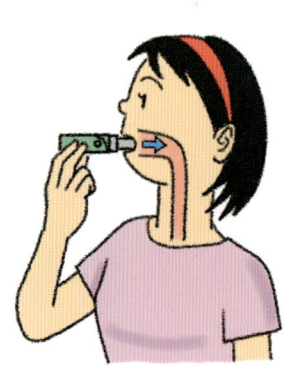

5
器具に呼気を吹きかけないように，横を向いて息を吐き出し，吸入口をくわえて口を閉じ，速く深く息を吸いこむ
（吸入器に薬剤が残る場合は，1～2回繰り返して吸い込む）

吸入指導時の留意点

　使用説明書に従って使用します。ドライパウダー式（DPI）は，吸気によって薬剤を吸い込むため，吸気のタイミングに同調させる必要がありません。ただし，薬を肺の奥に到達させるには，ある程度の吸気速度が必要となるため，乳幼児などでは使用できません。

　なお，本章で解説する「18. ディスカス」～「21. クリックヘラー，ブリーズヘラー」もDPIで，吸入指導時の留意点は同じです。

チェックポイント

- 薬剤（ディスク）を専用吸入器（ディスクヘラー）に正しく装着できる
- 1吸入分の薬剤が正しくセットできる
- 薬剤がこぼれないように，吸入器を正しく持つことができる
- 吸入前に吸入器に息を吹きかけて，薬剤を吹き飛ばすようなことはしていない
- 速く深く息を吸える
- 息止めができる
- 吸入後に吸入器内に薬剤が残っていない
- 吸入後にわずかな甘味や粉の感覚を口の中に感じる
- 練習用器具で吸入手技をチェックする

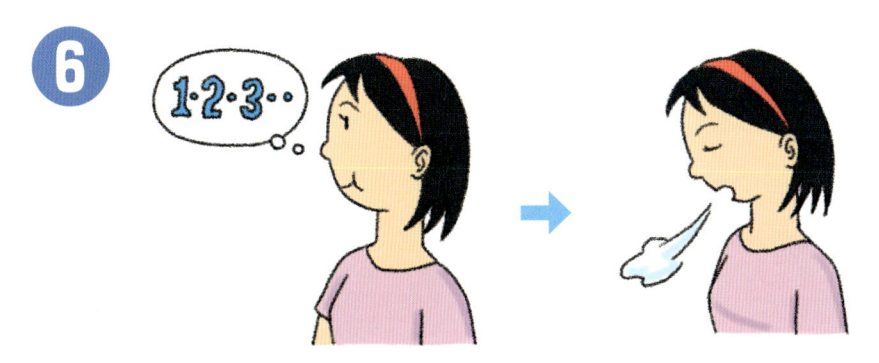

❻ 息を吸い込んだ状態で3秒以上息を止める（息こらえ）。その後，ゆっくり吐く

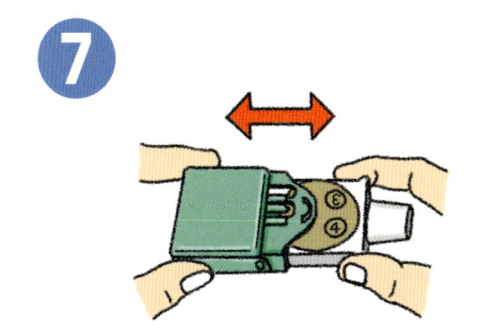

❼ 吸入が終わったら，白いトレーを動かなくなるところまで引き出し，再び押し戻す。これによりディスクが回転し，次の番号が表示され，残りの吸入回数がわかる

＊1度に2回以上吸入する場合は❹～❼の手技を繰り返す

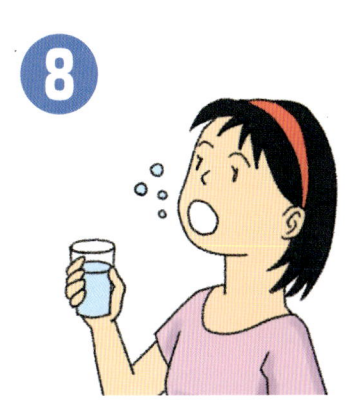

❽ 吸入後にうがいをする

18 ディスカス，タービュヘイラー，ツイストヘラー

●ディスカス使用の手順とポイント

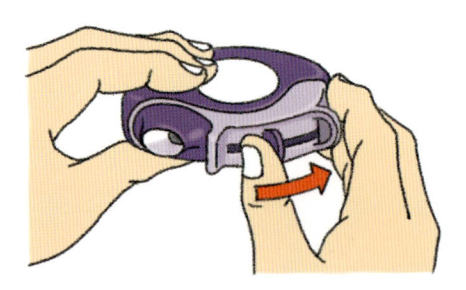

1 カバーを開け，レバーをグリップのところ（カチリと音がするところ）まで，しっかり押す

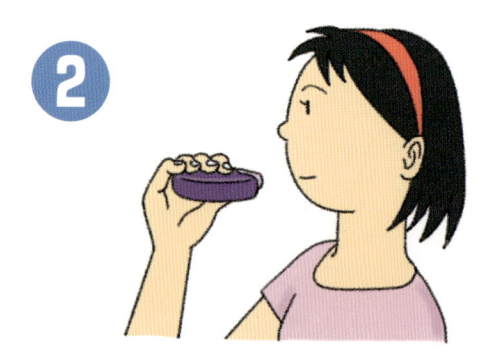

2 吸入器を水平に持つ

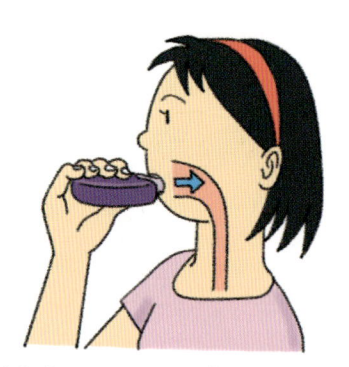

3 軽く息を吐いてからマウスピースを軽くくわえ，速く深く息を吸いこむ
（吸入がうまくできない場合は，レバーを動かさずに 1〜2 回繰り返して吸い込む）

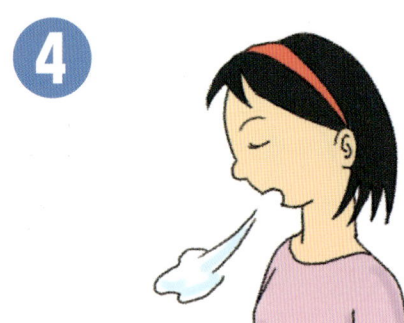

4 息を吸い込んだ状態で 3 秒以上息を止める（息こらえ）。その後，ゆっくり吐く

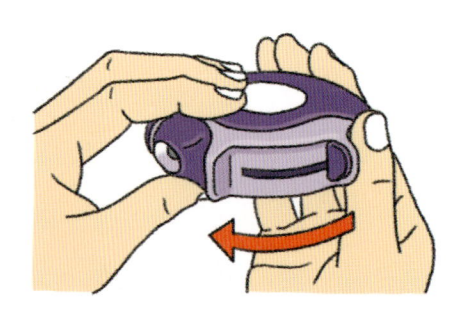

5 グリップに親指をあて，カチリと音がするところまで，回し戻してカバーを閉じる
（レバーも一緒に元の位置に戻る）

＊1 度に 2 回以上吸入する場合は，❶〜❺の手技を繰り返す

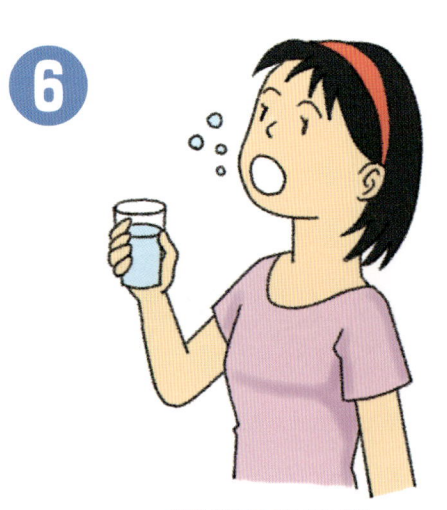

6 吸入後にうがいをする

（グラクソ・スミスクライン 患者用指導箋を参考に作成）

●タービュヘイラー使用の手順とポイント

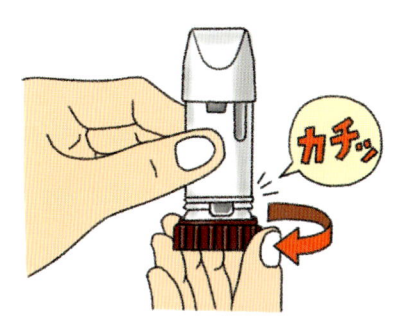

1 吸入器を真っ直ぐに立て，回転グリップを右へしっかり（止まるまで）回し，左へ"カチッ"と音がするところまで戻す

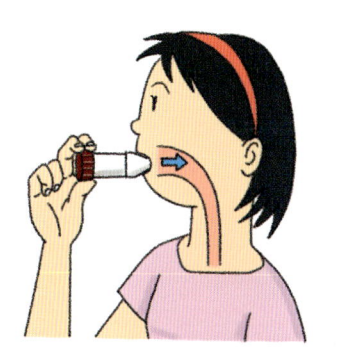

2 軽く息を吐いてからマウスピースを軽くくわえ，速く深く息を吸い込む

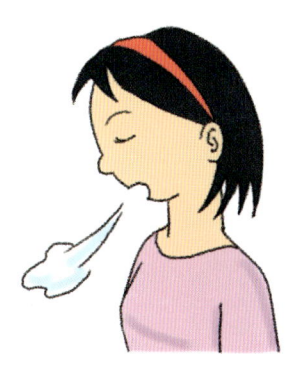

3 その後，ゆっくり息を吐く
＊1度に2回以上吸入する場合は，❶～❸の手技を繰り返す

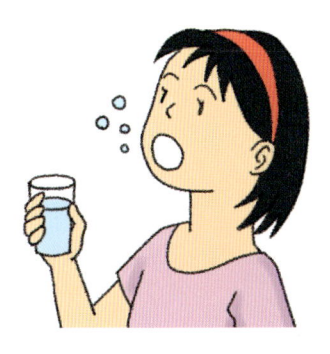

4 吸入後にうがいをする

●ツイストヘラー使用の手順とポイント

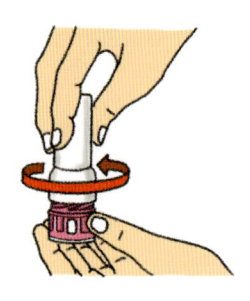

1 吸入器を真っ直ぐに立て，キャップを左へ"カチリ"と音がするところまで回し，キャップを外す

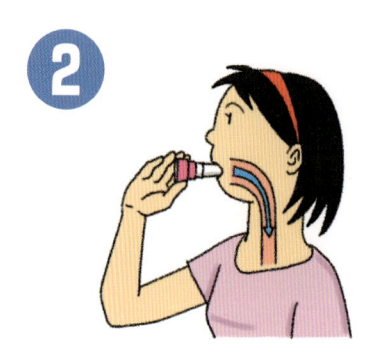

2 軽く息を吐いてからマウスピースを軽くくわえ，速く深く息を吸いこむ

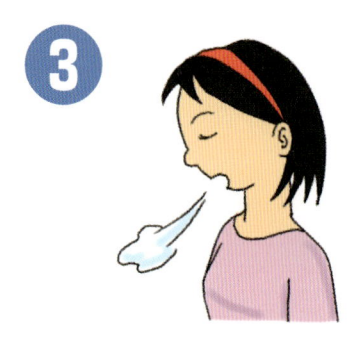

3 息を吸い込んだ状態で3秒以上息を止める（息こらえ）。その後，ゆっくり吐く
＊1度に2回以上吸入する場合は，❶～❸の手技を繰り返す

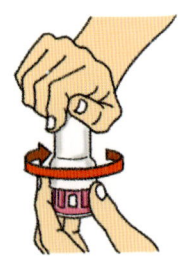

4 キャップをはめ，右へ"カチリ"と音がするところまで，力を入れて押しながら回す

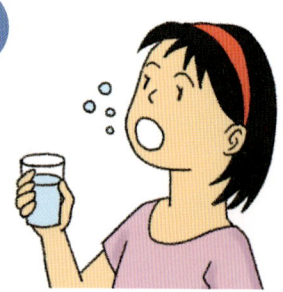

5 吸入後にうがいをする

（MSD 患者用指導箋を参考に作成）

チェックポイント

1. ディスカス
- 残量の表示を確認できる
- 1吸入分の薬剤が正しくセットできる
- 吸入時に吸入器を水平に持つことができる
- 吸入前に吸入口に息を吹き込み，薬剤を吹き飛ばすようなことはしていない
- 速く深く息を吸える
- 息止めができる
- 吸入後にわずかな甘味や粉の感覚を口の中に感じる
- 練習用器具で吸入手技をチェックする

2. タービュヘイラー
- 残量の表示を確認できる
- 1吸入分の薬剤が正しくセットできる
- 吸入時に吸入器を水平に持つことができる
- 吸入前に吸入口に息を吹き込み，薬剤を吹き飛ばすようなことはしていない
- 速く深く息を吸える
- ハンカチや練習用器具で吸入手技をチェックする

3. ツイストヘラー
- 残量の表示を確認できる
- 1吸入分の薬剤が正しくセットできる
- 吸入時に吸入器を水平に持つことができる
- 吸入前に吸入口に息を吹き込み，薬剤を吹き飛ばすようなことはしていない
- 速く深く息を吸える
- 息止めができる

コラム

タバコとPM2.5

　PM2.5が最近注目されています。これは粒子状物質で直径2.5μm以下の小さな粒子を意味していますが，中国・北京の環境汚染で大きな問題となりました。朝の天気予報では，日本の1日の平均の環境基準（35μg/m³）と照らし合わせ，今日は多い／少ないと注意を喚起しています。しかし，実はタバコの煙に含まれる粒子もPM2.5です。禁煙推進学術ネットワークでは，喫煙可能な喫茶店や飲食店では濃度200〜800μg/m³であると発表しています。まさにタバコのPM2.5は北京のひどい状態の環境汚染に匹敵するものです。

　現代では受動喫煙が問題となっていますが，それはまさにPM2.5を毎日吸わされているのと同じなのです。10代前半で心筋梗塞などというショッキングな話もありますが，原因はヘビースモーカーの父親からの副流煙だったようです。身近な問題として禁煙対策を真剣に考える時代だと思います。

19 イーヘラー

● イーヘラー使用の手順とポイント

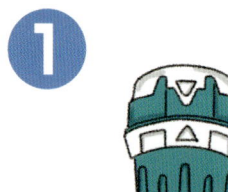

1

カプセル充填部をひねり，
カプセル充填部の▽印と
器具の胴体の△印が
向き合う位置に合わせる
（この状態でしかふたは開かない）

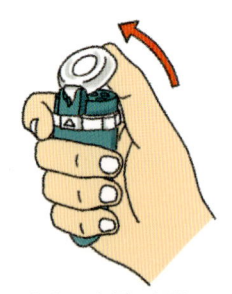

ふたの突起の部分を
持ち上げ，ふたを開く

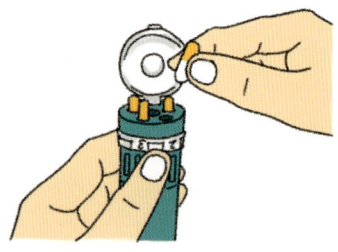

乾いた手で，カプセルの透明な部分を
下にしてカプセルを必ず4つ詰める。
48時間以上経ったカプセルは，
薬剤が固まってうまく吸入できない
可能性があるため使用しないこと

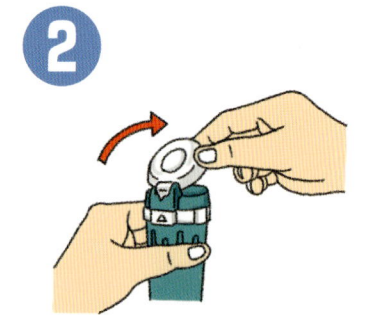

2

カプセルを詰めたら，
パチンと音がするように，
ふたをしっかり閉める

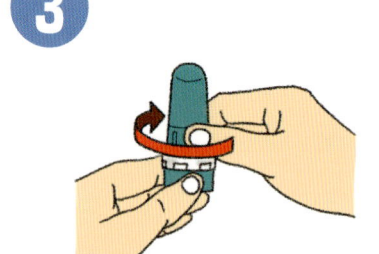

3

キャップ部分を上にして持ち，
キャップを1目盛分，時計回りに回し，
"パチン"と音がしたら止める

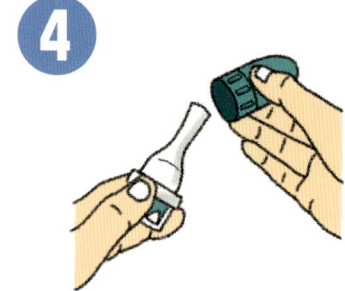

4

キャップを外し，空気孔を
ふさがないように持つ

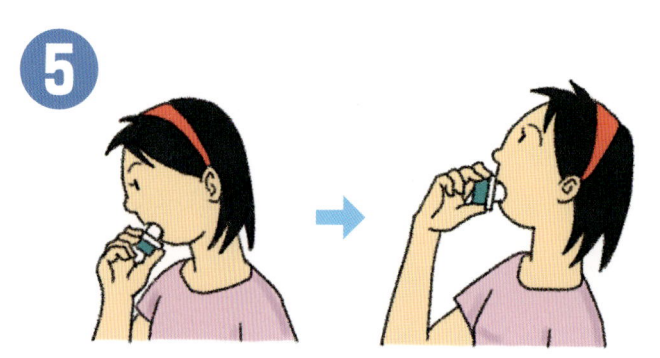

5

軽く息を吐いてから吸入口を根元までしっかりくわえ，
速く深く息を吸い込みながら，首を後ろに反らす

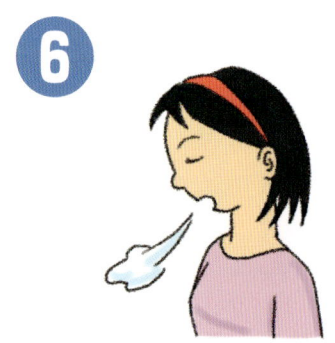

6

息を吸い込んだ状態で5秒間息を止める
（息こらえ）。その後，ゆっくり吐く

＊吸入器を下から覗き，カプセル内に薬剤が
残っていたら，❺〜❻をもう一度繰り返す

Chapter3 吸入薬と貼付剤の使い方と指導のコツ

チェックポイント

・吸入器にセットして1日以上経過したカプセルを入れていない
・1日分のカプセルを正しくセットできる
・吸入器を正しく持つことができる
・吸入前に吸入口に息を吹き込み，薬剤を吹き飛ばすようなことはしていない
・しっかりくわえて，速く深く息を吸い込みながら，首を後ろにそらすことができる
・息止めができる
・吸入後，カプセル内に薬剤が残っていないか確認できる
・使い終わったら，吸入器を専用ブラシで清掃している

❼ 4つのカプセルをすべて吸入し終えてから，空カプセルを捨て，吸入器を清掃する

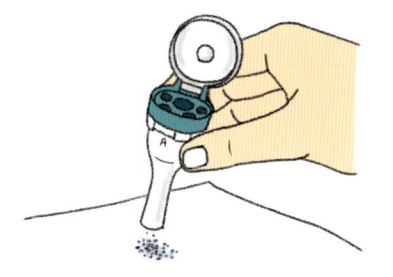

イーヘラーの中に残っている薬の粉をトントンと叩いて落とす

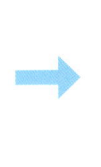

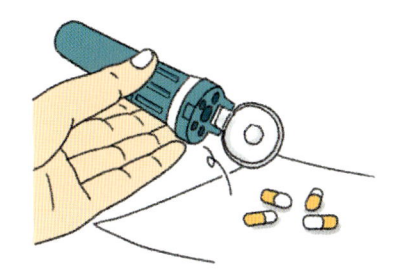

下に紙などを敷き，空のカプセルをすべて取り除く。
詰めた数のカプセルの破片があることを確認する

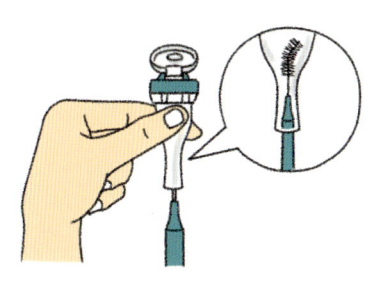

吸入口にブラシを深く入れ，ブラシを回転させながら奥まできれいに清掃する

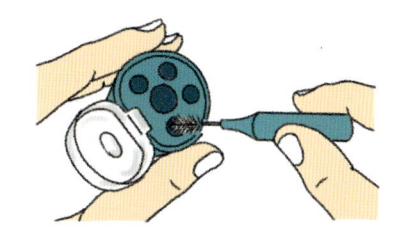

カプセル充填部を1目盛分ずつ回しながら白いボールを移動させ，4つの穴をきれいに清掃する

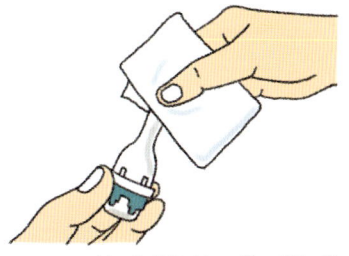

吸入口に付いた汚れは，ガーゼなどで拭き取る

（サノフィ 患者用指導箋を参考に作成）

20 ハンディヘラー

● ハンディヘラー使用の手順とポイント

1 薬剤（カプセル）を専用吸入器（ハンディヘラー）に正しくセットする

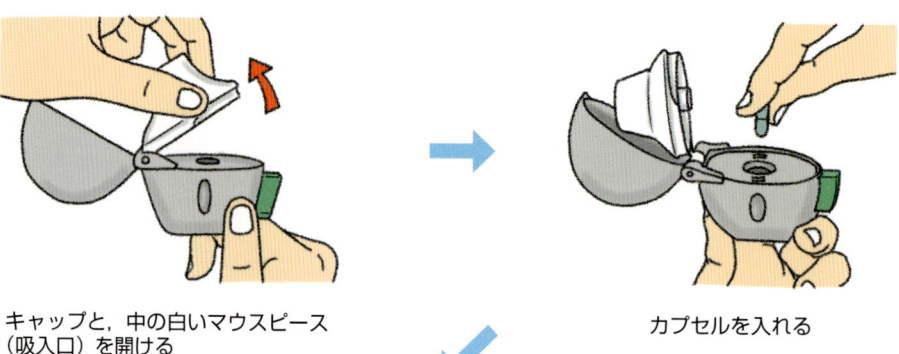

キャップと，中の白いマウスピース（吸入口）を開ける

カプセルを入れる

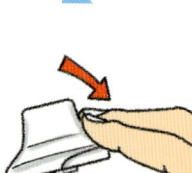

マウスピース（吸入口）を"カチッ"と音がするまでしっかり閉める

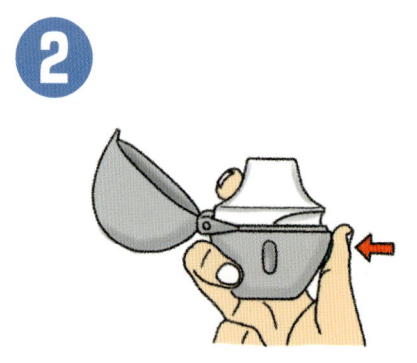

2

緑色のボタンを1回押し，カプセルに穴を開ける

チェックポイント

- ブリスター（アルミシート）からカプセルを取り出すことができる
- １吸入分の薬剤が正しくセットできる
- 吸入時に吸入器を水平に持つことができる
- 吸入前に吸入口に息を吹き込み，薬剤を吹き飛ばすようなことはしていない
- ゆっくり深く息を吸える（カプセルの振動を感じる早さで吸える）
- 息止めができる

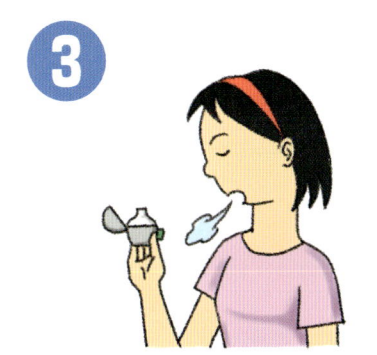

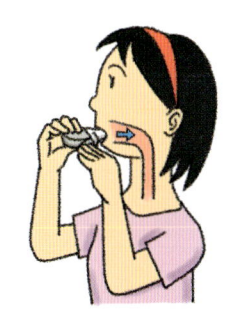

❸

軽く息を吐いてからマウスピースを軽くくわえ，ゆっくり深く息を吸いこむ

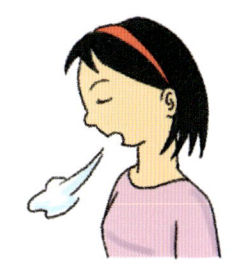

❹

息を吸い込んだ状態で３秒以上息を止める（息こらえ）。
その後，ゆっくり吐く

※カプセル内に薬剤が残らないように，❸〜❹をもう一度繰り返す

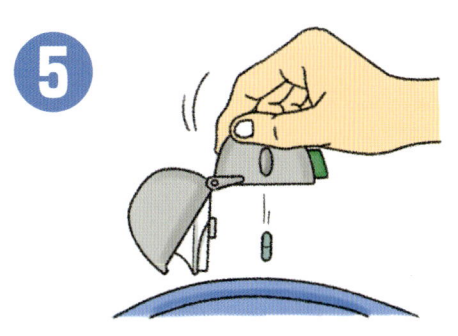

❺

カプセルを捨てる

（日本ベーリンガーインゲルハイム，ファイザー 患者用指導箋を参考に作成）

21 クリックヘラー，ブリーズヘラー

●クリックヘラー使用の手順とポイント

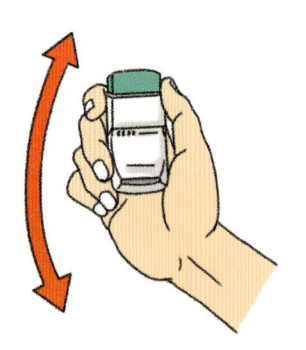

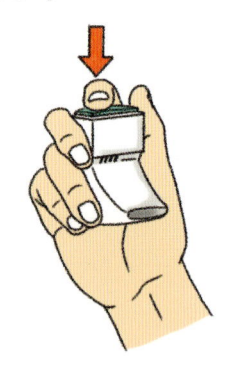

❶ 青色のボタンを上にして，上下に2〜3回振り，"カチッ"と音がするところまでボタンを押し下げる

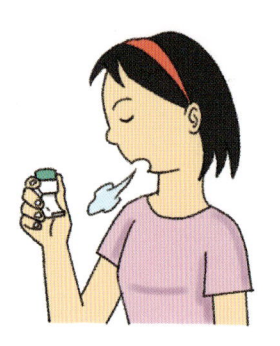

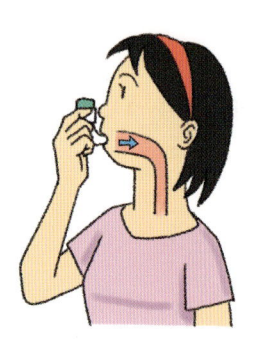

❷ 軽く息を吐いてからマウスピースをしっかりくわえ，速く深く息を吸いこむ

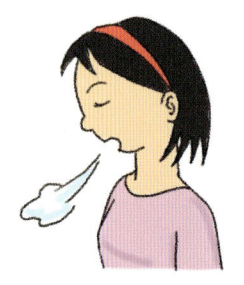

❸ 息を吸い込んだ状態で3秒以上息を止める（息こらえ）。その後，ゆっくり吐く

＊1度に2回以上吸入する場合は，❶〜❸の手技を繰り返す

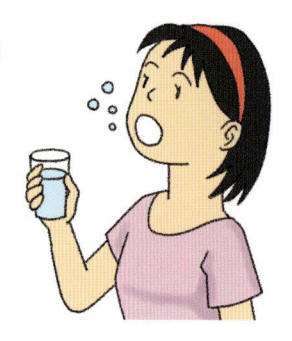

❹ 吸入後にうがいをする

（大塚製薬 患者用指導箋を参考に作成）

クリックヘラー使用時のチェックポイント

・残量の表示を確認できる
・1吸入分の薬剤が正しくセットできる
・吸入器を正しい向きで持っている（青色ボタンが上向き）
・吸入前に吸入口に息を吹き込み，薬剤を吹き飛ばすようなことはしていない
・速く深く息を吸える
・練習用器具，確認用クロス，練習用ホイッスルで吸入手技をチェックする

ブリーズヘラー使用時のチェックポイント

・アルミシートからカプセルを取り出すことができる
・1吸入分の薬剤が正しくセットできる
・吸入時に，吸入器を水平に持つことができる
・吸入前に，吸入口に息を吹き込み，薬剤を吹き飛ばすようなことはしていない
・速く深く息を吸える（カプセルの振動を感じる速さで吸える）
・息止めができる
・吸入後にカプセル内に薬剤が残っていないことを確認できる

●ブリーズヘラー使用の手順とポイント

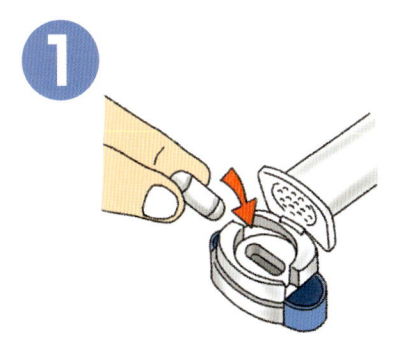

1 薬剤（カプセル）を専用吸入器（ブリーズヘラー）に正しくセットする

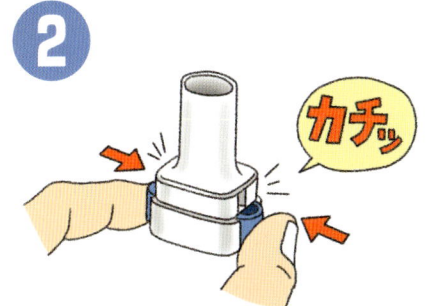

2 ブリーズヘラーを上に向けて持ち，両側の青いボタンを"カチッ"と音がするまで同時に押し，カプセルに穴を開ける

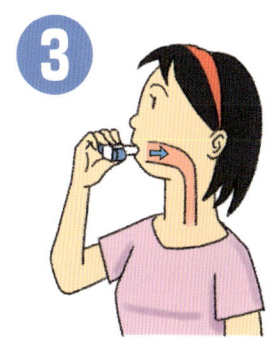

3 軽く息を吐いてからマウスピースをしっかりくわえ，速く深く息を吸い込む

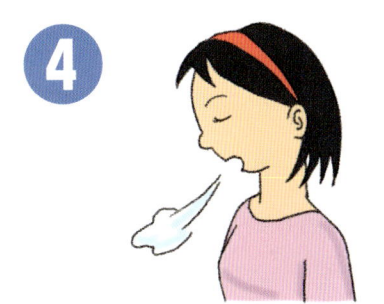

4 息を吸い込んだ状態で3秒以上息を止める（息こらえ）。その後，ゆっくり吐く

※カプセル内に薬剤が残っている場合は，❸～❹をもう一度繰り返す

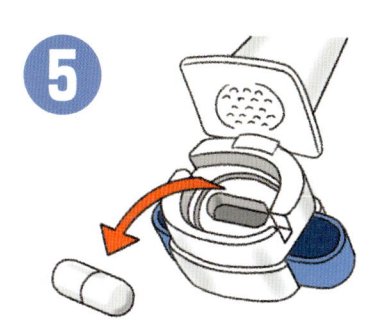

5 カプセルを捨てる

（ノバルティス ファーマ 患者用指導箋を参考に作成）

22 吸入補助器（スペーサー）

● スペーサーを用いた pMDI 使用の手順とポイント

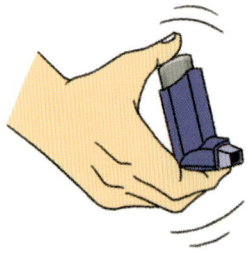

1 pMDI の吸入容器をよく振る
（キュバールとオルベスコは不要）

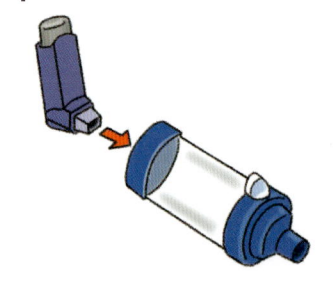

2 容器のキャップを外し，スペーサーに装着する

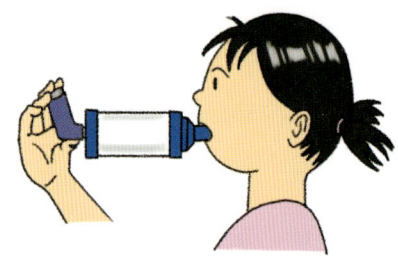

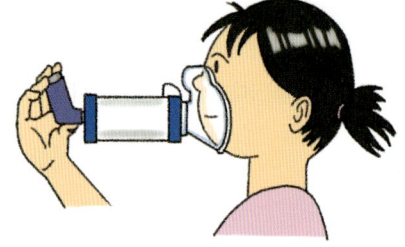

3 マウスピース付きスペーサーを用いる場合，マウスピースをしっかりくわえる
マスク付きスペーサーを用いる場合，マスクを顔に密着させる

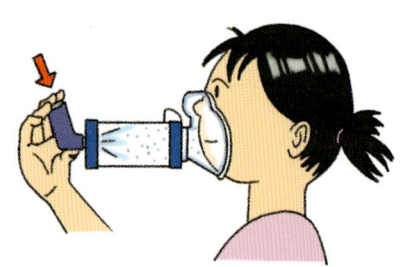

4 pMDI のボンベを一押しし，スペーサー内に薬剤を 1 回噴霧する

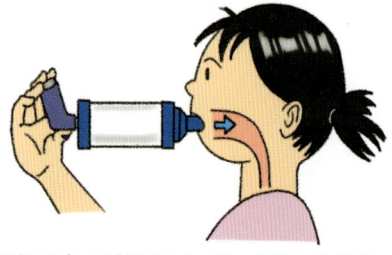

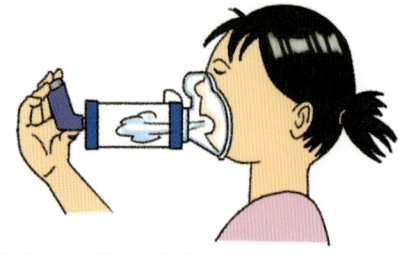

5 マウスピース付きスペーサーを用いる場合，ゆっくりと息を吸い込む。数秒間息止め（息こらえ）をして，ゆっくりとスペーサー内に息を吐く。これを年齢に応じて必要回数繰り返す
マスク付きスペーサーを用いる場合，マスクを当てたまま数回呼吸する。呼吸は年齢に応じて必要回数繰り返す

＊1 度に 2 回以上吸入する場合は，❸〜❺の手技を繰り返す

スペーサー使用のメリット

定量噴霧吸入器（pMDI）を吸入する場合は，噴霧するタイミングと息を吸うタイミングをうまく同調させなければ，肺内への薬剤の到達率が低くなり，十分な効果が得られません。そこで，スペーサーにより吸入器のマウスピースから口までの間に距離をおくことで，噴霧速度を和らげ，タイミングを同調させやすくできます。さらに，大きな粒子はスペーサー内に沈着するため，口腔内への薬剤の沈着を軽減することが可能となります。

このように，スペーサーを使用することで，同調操作が困難な乳幼児や高齢者の吸入操作を容易にできます。現在，日本小児アレルギー学会，日本アレルギー学会から，表に示すスペーサーが推奨されています（オプティヘラーは製造中止）。これらはすべて有償ですが，汎用性があり，かつ，空気力学的ならびに臨床的検討がなされています。

吸入指導時の留意点

スペーサーは定量噴霧吸入器（pMDI）に使用し，ドライパウダー式吸入器（DPI）には使用しません。スペーサーには，マウスピースタイプやマスク付きタイプがあり，効率的に吸入できるものを使用します。また，マスクは患者に適したサイズを選択するようにしましょう。

スペーサー内に生じる静電気により，肺内到達可能な粒子径の薬剤もスペーサー内に沈着し，吸入効率が悪くなるため，静電気を生じさせないように注意する必要があります。

チェックポイント

- スペーサーの中に複数回の噴霧をしない
- 複数回の吸入指示がある場合，まとめて噴霧せず，一押しごとに吸入を行う
- 噴霧後，速やかに吸入する
- マスク付きスペーサーはマスクを顔に密着させる
- 静電気を生じさせないよう取り扱う。たとえば，使用前にスペーサーをこすらない，食器用洗剤を用いて洗浄し自然乾燥させる，など（ボアテックスは，アルミニウム製の内筒を用いることで静電気が生じにくい）
- 週1回は洗浄する

表　日本小児アレルギー学会，日本アレルギー学会が推奨するスペーサー

エアロチャンバー・プラス（アムコ）	ボアテックス（パリ・ジャパン）
・大人用マウスピースタイプ（5歳〜） ・大人用マスク付き ・小児（1〜5歳）用マスク付き ・乳児（0〜18カ月）用マスク付き	・マウスピースタイプ ・大人用マスク付き ・小児（2歳未満）用マスク付き：「てんテル」 ・小児（2歳以上）用マスク付き：「かえルン」

スペーサーの写真は，株式会社アムコ，パリ・ジャパン株式会社よりそれぞれ提供

23 貼付剤

●貼付剤使用の手順とポイント

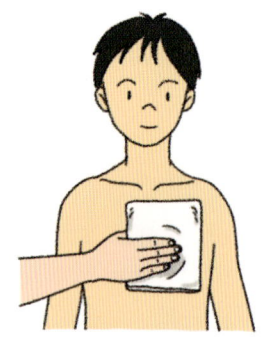

1 貼る場所を乾いたタオル等でよく拭いて，きれいにする

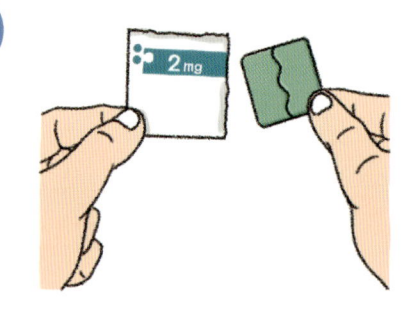

2 テープを取り出し，ライナー側を上にする

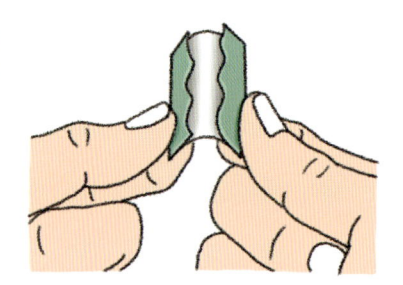

3 テープを山折りにし，両方のライナーを半分ほど浮かせる

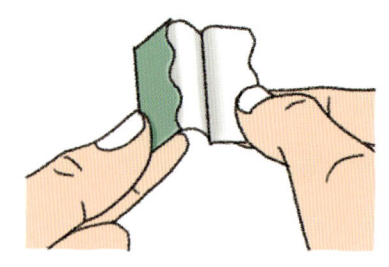

4 片方のライナーをはがす

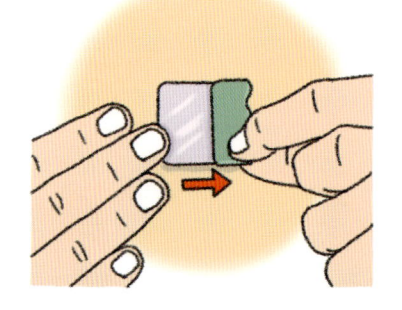

5 残りのライナーを持ってテープを胸，背中，上腕のいずれか1カ所に貼り，軽く押さえる。残りのライナーをひっくり返し，ライナーをずらしながら残りのテープを貼っていく

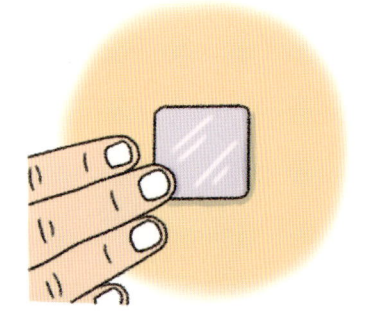

6 貼った後，手のひらでしっかりとまんべんなく押さえる

（マルホ 患者用指導箋を参考に作成）

服薬指導時の留意点

- 汗をかきやすい所や，クリーム，軟膏などを塗った部分には貼らない
- テープは，必ず1日1回貼り替える
- テープは，胸・背中・上腕のいずれか1カ所に貼る
- 前回貼った所と違う所に貼る
- 貼った後，手のひらでまんべんなく押さえる
- 副作用モニタリングを行う（副作用：動悸，不整脈，手指のふるえ，筋痙攣，めまい，頭痛，興奮，不眠，悪心，など）

●注意が必要な副作用

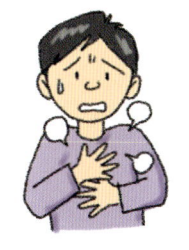

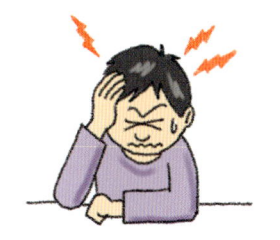

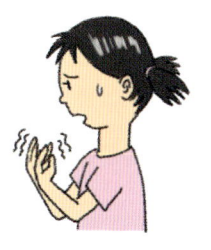

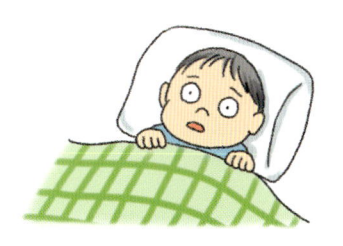

動悸　　　頭痛　　　手指のふるえ　　　不眠　　など

●貼付剤を貼る場所

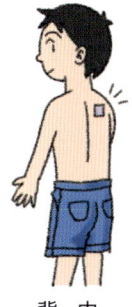

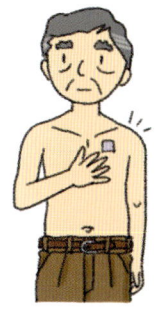

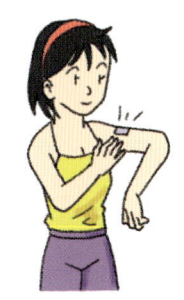

背中　　　胸　　　上腕

自分ではがしてしまう小児の場合は，背中に貼るように指導することがある

24 小児

●年齢や理解力に応じた吸入指導を

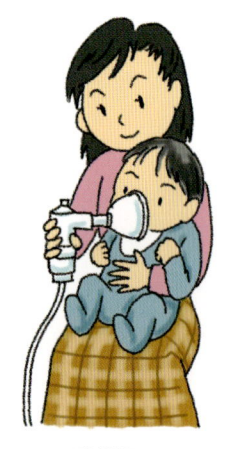

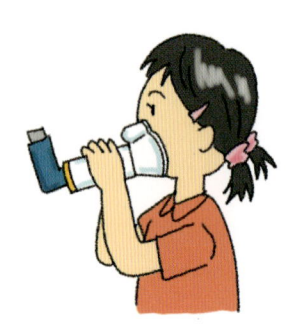

乳幼児
(0〜4歳)

学童
(5歳〜小学校低学年)

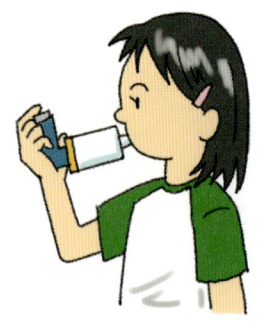

前思春期
(小学校高学年)

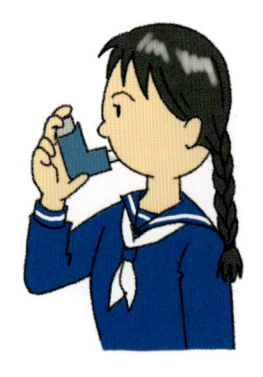

思春期
(中学生以降)

表 小児喘息に用いられる吸入薬と吸入機器，補助器具

〈小児に適応のある吸入薬〉

適応	薬剤の種類	吸入液	pMDI	DPI
長期管理	抗アレルギー薬	インタール	インタール	インタール
	吸入ステロイド薬	パルミコート	フルタイド，キュバール，オルベスコ	フルタイド，パルミコート
	長時間作用型β₂刺激薬	―	―	セレベント
	合剤	―	アドエア	アドエア
急性発作時	短時間作用型β₂刺激薬	ベネトリン，メプチン，アスプール	サルタノール，アイロミール，メプチン	メプチン

〈年齢別吸入機器と補助器具の組み合わせの目安〉

	乳児	幼児	学童
吸入液	ネブライザー＋マスク	ネブライザー＋マウスピース or マスク	ネブライザー＋マウスピース
pMDI	マスク付きスペーサー	マウスピース付き or マスク付きスペーサー	マウスピース付きスペーサー
DPI	使用困難	使用困難	なし

pMDI：加圧噴霧式定量吸入器　　DPI：ドライパウダー式定量吸入器
(濱崎雄平，河野陽一，他 監，日本小児アレルギー学会 作成：小児気管支喘息治療・管理ガイドライン 2012，協和企画，2011．を参考に作成)

小児の吸入療法における特徴と問題点

小児喘息は，乳幼児期に発症することが多く，発症早期から重症度に応じた適切な長期管理が必要となります[1]。そのため，患児の年齢や理解力など発達段階に合わせた説明や指導を行わなければなりません。また，時に幼稚園や学校関係者などとの連携も必要な場合があります。

・乳幼児

指導の対象は保護者になりますが，幼児では患児本人にも説明を行います。乳幼児に吸入療法を行う場合は，泣かないで吸入できるように指導することが重要です。

・学童～前思春期

指導の対象は，患児本人と保護者になります。乳幼児期から長期管理を行っていることが多いため，治療を継続することの必要性を理解させること，および患児本人の吸入方法を実際に観察して繰り返し再指導を行うことが重要です。

・思春期以降

指導の対象は患児本人であり，保護者は補助的な立場として指導を行います。受診が不定期になりやすく，また，アドヒアランスの低下から難治化，重症化しやすいなどの問題があります。喘息死につながる場合もあることから，保護者と一緒に患児が治療を継続できるような支援が必要となります。

小児への吸入指導のコツ

1. 年齢に応じた適切な吸入機器と吸入補助器具の選択

吸入療法を効果的に行うためには，患児の年齢や吸入力に応じた吸入機器の選択および吸入機器と吸入補助器具の組み合わせを検討する必要があります（表）。

2. 患児の吸入手技を実際に観察しながら指導

保護者の管理から離れて患児主体で吸入を行うようになる時期は，特に吸入手技が自己流になりやすく，正しく吸入ができなくなる場合もあります。受診時には，練習キットなどを用いて実際に吸入手技を再確認することが必要です。

3. 患児の年齢や理解力に応じた吸入指導

成長・発達段階に応じて，その年齢特性に合わせた吸入指導を行うと，患児本人の受け入れもよく，アドヒアランスの向上につながります。

・乳幼児

不快感をもたせないように，ネブライザーや吸入補助器具に対して興味をもたせ，治療意欲を引き出します。嫌がらずにできるように，褒めながら吸入を習慣化していくとよいでしょう。

・学童

簡単なわかりやすい言葉で例えながら喘息の病態を説明し，治療の必要性を理解してもらいます。吸入補助器具の使い方などは，ゲーム感覚を取り入れて楽しませながら指導するとよいでしょう。

・前思春期

治療を継続しなければならないことを再認識してもらうことが必要です。それまで親が手伝っていたことのなかで，できそうなところから少しずつ自分でやってみるとよいでしょう。

・思春期

親の言うことを聞かなくなる特徴的な時期でもあり，喘息管理の主体が親から患児本人へ移行していきます。ただし，自己管理が十分行えないケースもありますので，アドヒアランスの低下が起こらないように，患児本人が受診・来局したタイミングを活かして，直接指導することが重要です。親に対しては，本人任せにするのではなく，患児をサポートする役割があることを説明しておきましょう。

● 文献
1) 濱崎雄平，河野陽一，他 監，日本小児アレルギー学会 作成：小児気管支喘息治療・管理ガイドライン2012，協和企画，2011．

25 高齢者

- ●指導は"丁寧に","根気よく","繰り返す"
- ●生活リズムに合わせた吸入を
- ●副作用は嗄声や循環器系症状など

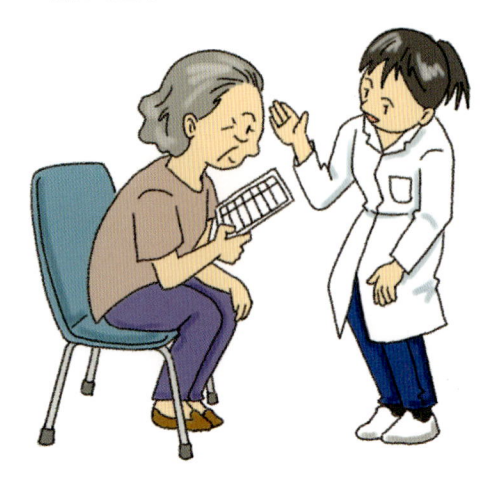

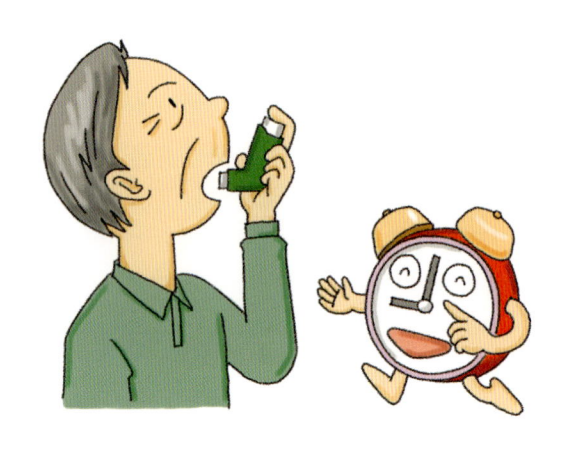

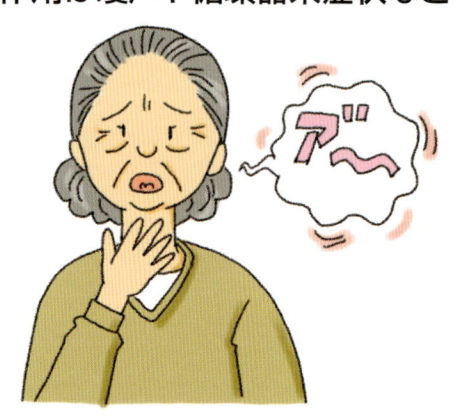

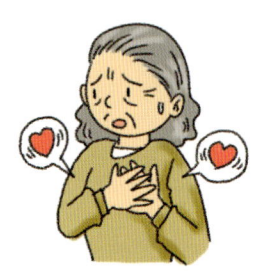

ドキドキ

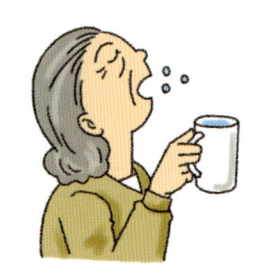

うがいでカンジダ症を予防!

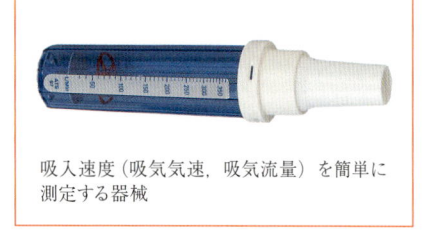

吸入速度(吸気気速,吸気流量)を簡単に測定する器械

図1　インチェック

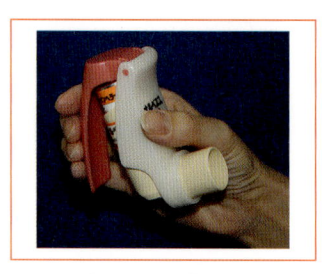

図2　専用噴霧補助具を装着したオルベスコ

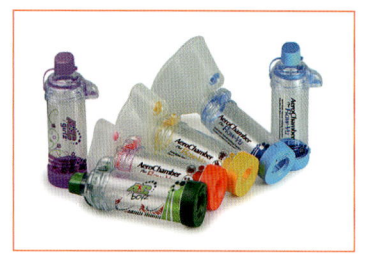

図3　エアロチャンバー・プラス　静電気防止タイプ

高齢者の吸入療法における特徴と問題点

高齢者で上手に吸入療法が実践できない背景には，①理解力の低下，②動作が緩慢，③吸気が弱い，④手指の力が弱い，⑤副作用が発現しやすい——などの問題があります。

高齢者への吸入指導のコツ

1. 理解力の低下

丁寧に，根気よく，繰り返し吸入指導を実施することが重要となります。吸入方法を実演するだけではなく，患者にも吸入を体験してもらうようにします。加えて高齢者は，医療従事者側の想像を超えた創造力で吸入方法が自己流となることも多いため，定期的な吸入方法の確認が必要となります。また，機能障害や認知障害の合併がある場合は，介護者による吸入介助が有効となります。

2. 吸気流速（吸入の力）や手指筋力の低下

高齢者では吸気流速が低下していることが多く，必要に応じてインチェック（図1）などによる吸気流速の確認が必要です。吸気流速の低下によりドライパウダー式（DPI）製剤が上手に吸えない場合は，吸気流速が低下していても吸入可能な加圧噴霧式（pMDI）製剤やネブライザーを使用します。

また，pMDI製剤の噴射に必要な手指筋力は30ニュートン（N）以上とされており*，特に高齢女性では吸入が困難な場合があります。オルベスコ専用噴霧補助具（図2）を用いた場合は13Nの握力で噴射可能との報告もあり，噴霧補助具の利用も推奨されます。

3. pMDI製剤における同調と吸入補助器具（スペーサー）の必要性

pMDI製剤はDPI製剤に比べ，噴霧と吸気の同調の点で，より高度な吸入手技の獲得が必要になります。同調が困難な高齢者においては，エアロチャンバー・プラス（図3）な

＊：1ニュートンは，約100gの物体に働く重力の大きさにあたる

どのスペーサーの使用を考慮しますが，スペーサー内に薬剤を噴霧した後は時間をおかずに速やかに，また，ゆっくりと吸入するよう指導を行います。DPI製剤とpMDI製剤を併用するケースでは，吸入速度が異なることへの理解が必要となるため注意が必要です。

4. 副作用対策

1）嗄声

高齢者では吸入ステロイドによる嗄声の発現頻度が高く，特にDPI製剤で多くみられます。出現した場合は早期に報告するよう指導することや，DPI製剤からpMDI製剤への変更が有効であることを知らせておくことも重要となります。

2）口腔カンジダ症

口腔カンジダ症を予防するためのうがいの徹底も欠かせません。うがいを忘れてしまう場合は，歯磨きの前，あるいは食事の前に吸入するよう指導を行います。

3）心・循環器系副作用

吸入 β_2 刺激薬による狭心症や頻脈・不整脈などがみられる場合は，1回の吸入回数を減じるなどの工夫が必要です。

5. 服薬アドヒアランス

高齢者では喘息とCOPDの合併例も多く，多剤併用になりやすくなります。服薬アドヒアランスを低下させないために，吸入薬はできるだけ種類を減らすことが大切で，そのためには配合剤の使用が望まれます。また，なぜ吸入を忘れるのか，その理由を確認し，生活リズムに合わせた吸入時間を提案するようにします。さらに，頻度の高い副作用を十分に説明しておくことで，服薬アドヒアランスの低下を防止します。

【写真提供】
図1　松吉医科器械株式会社
図2　帝人ファーマ株式会社
図3　株式会社アムコ

26 妊婦・授乳婦

●妊婦による吸入薬使用の安全性

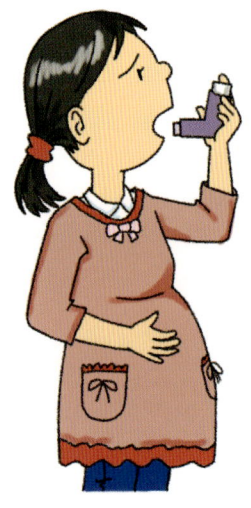

・発作が起きたらすぐ吸入薬を
・吸入薬は妊婦にとって安全です。喘息治療を継続しましょう

●喘息治療薬の授乳に対する影響

- ●吸入ステロイド薬（ブデソニド）は乳汁移行が低い
- ●$β_2$刺激薬，テオフィリン，抗ヒスタミン，プレドニゾロンは禁忌ではない
- ●テオフィリンを服用していると，敏感な乳児では興奮，授乳困難，神経過敏が生ずることがある

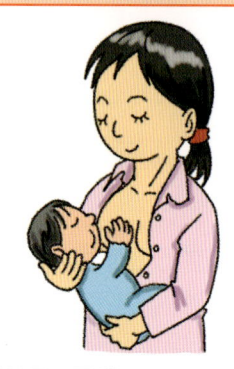

母乳はその子どもにとって最適であって，ごくわずかな薬剤が含まれていたとしても，利点のほうがはるかに多い

表　妊娠中の喘息患者に使用できると考えられている薬剤と注意点

吸入薬
1. 吸入ステロイド薬
   ヒトに対する安全性のエビデンスはブデソニドが最も豊富である
2. 吸入$β_2$刺激薬（吸入ステロイド薬との配合剤を含む）
   短時間作用型吸入$β_2$刺激薬（SABA）と比べると長時間作用型吸入$β_2$刺激薬（LABA）の安全性に関するエビデンスは少ないが，妊娠中の安全性はほぼ同等である
3. クロモグリク酸ナトリウム（DSCG）
4. 吸入抗コリン薬
   長期管理薬として用いた場合の妊娠に対する安全性のエビデンスはなく，発作治療薬としてのみ安全性が認められている

経口薬
1. テオフィリン徐放製剤
2. 経口$β_2$刺激薬
3. 経口ステロイド薬
   プレドニゾロン，メチルプレドニゾロンは，胎盤通過性が小さいことが知られている

4. ロイコトリエン受容体拮抗薬
5. 抗ヒスタミン薬
   妊娠中の投与は有益性が上回る場合のみに限定すべきであるが，妊娠を知らずに服用していたとしても危険性は少ないと考えられている

注射薬
1. ステロイド薬
   プレドニゾロン，メチルプレドニゾロンは，胎盤通過性が小さいことが知られている
2. アミノフィリン
3. アドレナリン（0.1%）
   アドレナリンの皮下注射はやむを得ないときのみに限られ，一般的に妊婦に対しては避けたほうがよいとされている。

その他
貼付$β_2$刺激薬：ツロブテロール
吸入薬，経口薬に準じて安全と考えられるが，今後のエビデンス集積が必要である

（一般社団法人日本アレルギー学会喘息ガイドライン専門部会 監：喘息予防・管理ガイドライン2012, 協和企画, 2012. を参考に作成）

妊婦

1. 喘息治療継続の重要性

　妊婦は胎児の発育・出産に関して大きな不安を抱いており，特に薬剤の使用に対しては非常に神経質となっています。喘息発作が胎児や妊婦に及ぼす危険性（胎児に低酸素血症をもたらしやすく，流産や胎児発育不全，脳障害のリスクファクターとなる）を考えれば，喘息患者は妊娠中であっても治療を継続するほうが有益であることを指導するのが重要です。

2. 喘息治療薬の安全性

　幸いにも喘息治療薬の多くは現在，催奇形性についてはクロモグリク酸ナトリウム（DSCG，インタール）を除く抗アレルギー薬以外はほとんど問題ないとされています。すなわち，添付文書に禁忌と記載されているトラニラスト，オキサトミド，ペミロラスト以外は使用可能です。

　吸入ステロイド薬は，胎児に対しても母体に対しても安全性が高いとされています。FDA（Food and Drug Administration；米国食品医薬品局）では，ブデソニドは安全性の高いカテゴリーBにランクされています。ほかの吸入ステロイド薬はカテゴリーCにランクされていますが，全米喘息教育・予防プログラムでは，吸入ステロイド薬を特に差別化せずに妊娠および授乳中も治療ステップ2以上での第一選択薬として推奨しています。また，吸入β_2刺激薬についても明らかな催奇形性の報告はなく，DSCGも安全性がほぼ確立されています。

　表に，喘息予防・管理ガイドライン2012に記載されている「妊娠中の喘息患者に使用できると考えられている薬剤と注意点」を示します。

授乳婦

1. 自己判断による薬剤・授乳の中止

　授乳婦は妊婦よりも薬剤投与に関して判断が難しい面があります。妊婦の場合は催奇形性という判断基準がありますが，授乳婦の場合は乳汁移行の問題と，乳汁とともに薬剤を摂取したときの児の安全性という問題があります。そのため授乳婦は，薬を服用しなかったり，自己判断で授乳をやめてしまったりすることがしばしばみられます。

2. 授乳婦への服薬指導

　多くの吸入薬の添付文書には，授乳を中止あるいは薬剤の投与を中止すること，と記載されていますが，服薬指導では，①母親の母乳はその子どもにとって最適であって，ごくわずかな薬剤が含まれていたとしても，利点のほうがはるかに多いこと，②薬剤を授乳直後に使用するか，児がまとまって眠る時間の直前に使用することによって，児への薬剤の影響は最小限にできること——を説明し，服薬アドヒアランスを高めることが大切です。

● 文献

1) 一般社団法人日本アレルギー学会喘息ガイドライン専門部会 監：喘息予防・管理ガイドライン2012，協和企画，2012.

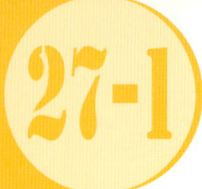

27-1 リスクファクターの種類（1）

● COPD の危険因子

	最重要因子	重要因子	可能性が指摘されている因子
外因性因子	・タバコ煙	・大気汚染 ・受動喫煙 ・職業上の粉塵や化学物質への曝露	・呼吸器感染 ・社会経済的要因
内因性因子	・α_1-アンチトリプシン欠損症	—	・遺伝子変異 ・気道過敏性 ・自己免疫 ・老化

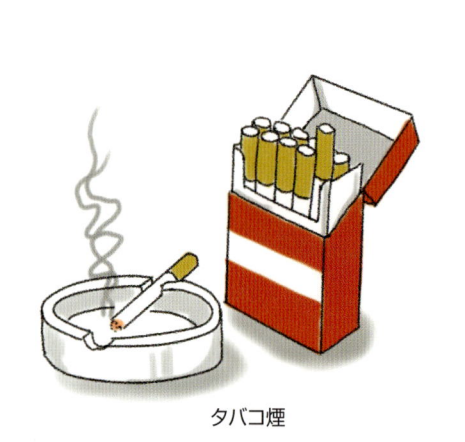

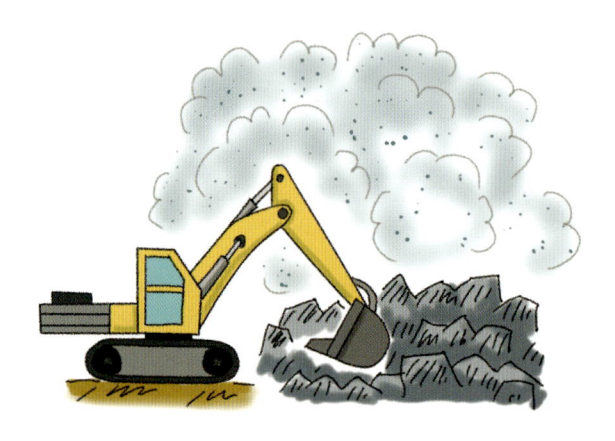

タバコ煙

粉塵

大気汚染

ウイルス

細菌

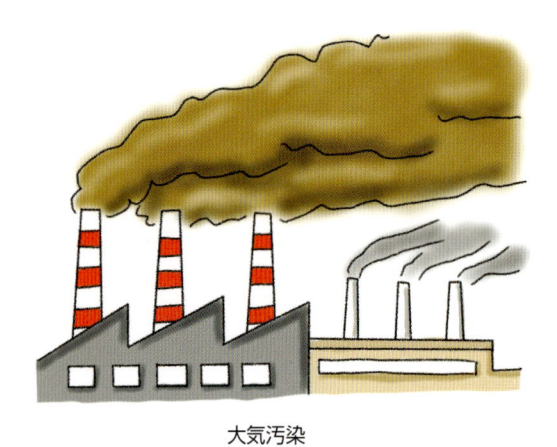

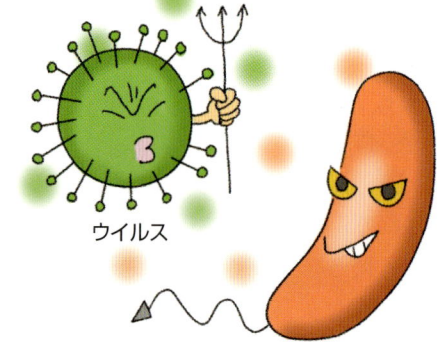

64

COPD発症の危険因子

COPD発症の危険因子には,外因性因子として喫煙や大気汚染などがあり,内因性因子として遺伝素因などがあります。

1. 外因性危険因子

COPDの外因性危険因子には,①タバコ煙,②大気汚染物質の吸入,③職業性の粉塵や化学物質(刺激性の蒸気や煙)の曝露,④受動喫煙,⑤呼吸器感染症,⑥社会経済的要因——などが挙げられます。

・タバコ煙

タバコ煙はCOPDの最大の危険因子とされ,COPD患者の約90％には喫煙歴があるとされています。COPDの発症率は,年齢や喫煙の曝露量とともに高まり,高齢喫煙者では約50％に,60pack-years以上の重喫煙者では約70％にCOPDが認められています。

なお,喫煙者におけるCOPDの発症率は15～20％程度であり,COPDになりやすい喫煙者と,なりにくい喫煙者が存在すると考えられますが,その理由として喫煙感受性を決定する遺伝子の存在が想定されています。また,能動的な喫煙習慣だけでなく,環境大気中のタバコ煙の吸入(受動喫煙)もCOPDの危険因子として挙げられます。

・大気汚染

一般環境大気中の汚染物質としては,ディーゼル排気粒子などの粒子状物質,NOx,SOx,一酸化炭素などのガス状物質があります。一方,室内の大気汚染物質としては,有機燃料(バイオマス)を燃焼させた煙の吸入もCOPDの危険因子として考えられています。

・呼吸器感染症

COPD患者の気道組織にはアデノウイルスE1A遺伝子が高頻度に検出され,COPDとアデノウイルスの潜伏感染との関連性が指摘されています。さらにHIV(ヒト免疫不全ウイルス)やRSウイルス感染との関係も報告されています。

2. 内因性危険因子

COPDの内因性危険因子には,$α_1$-アンチトリプシン欠損症,遺伝子変異,気道過敏性,自己免疫,老化などが挙げられます。

$α_1$-アンチトリプシン欠損症では,好中球エラスターゼに対する拮抗作用が低下するため,肺気腫が発症しやすくなります。

COPD増悪の危険因子

COPD増悪の原因として多いのは呼吸器感染症と大気汚染ですが,約30％の症例では原因が特定できていません。

・呼吸器感染症

COPDの増悪の危険因子としては,呼吸器感染症が最も重要です。細菌感染で多いのは,インフルエンザ菌,モラクセラ・カタラーリス,肺炎球菌であり,ウイルス感染に関しては,インフルエンザウイルス,パラインフルエンザウイルス,アデノウイルス,ライノウイルスなどです。

呼吸器感染症の予防策としては,手洗いうがいの励行とともにワクチンの接種が有効です。インフルエンザワクチンはすべてのCOPD患者に,肺炎球菌ワクチンは65歳以上のCOPD患者,および65歳未満でFEV_1％が40％以下の患者に接種が勧められます。

・大気汚染

大気汚染物質としては,オゾン,窒素酸化物,大気中の浮遊粒子状物質などの吸入が原因となることが報告されています。

・喫煙

喫煙者は非喫煙者に比べ増悪頻度が高く,禁煙することで増悪頻度が1/3に減少します。

27-2 リスクファクターの種類(2)

●喘息症状と危険因子

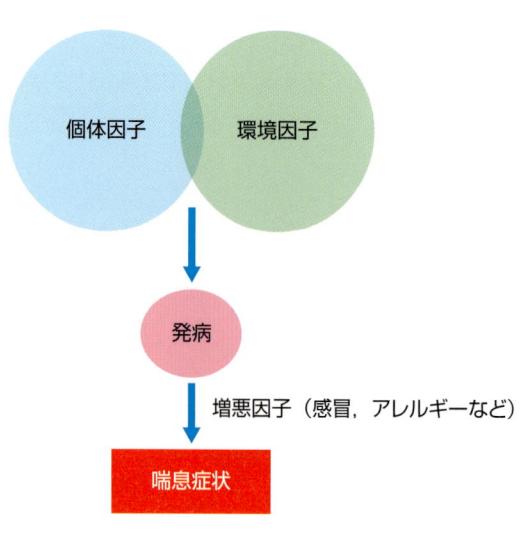

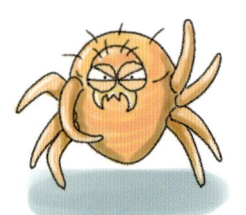

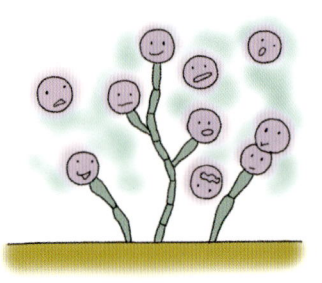

個体因子 + 環境因子 → 発病 → 増悪因子（感冒，アレルギーなど）→ 喘息症状

気候の変化も要注意

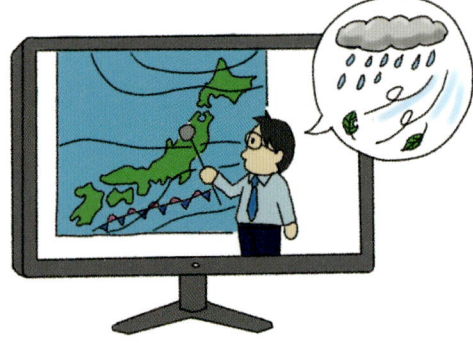

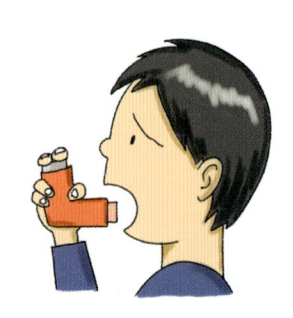

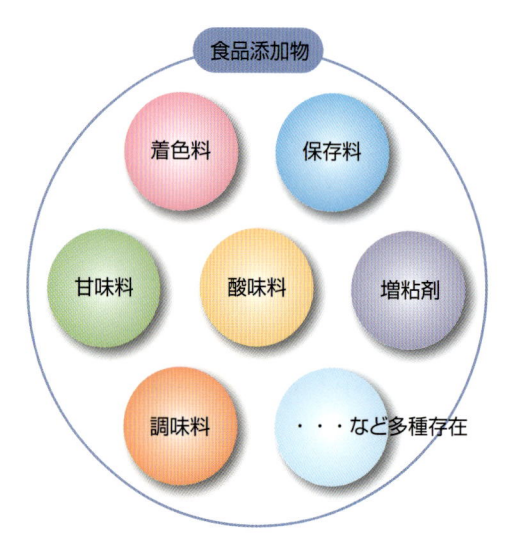

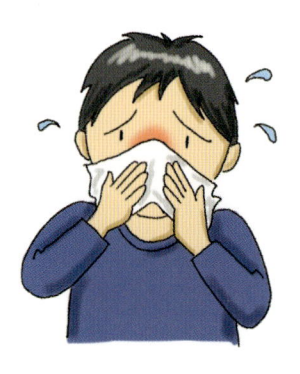

食品添加物
- 着色料
- 保存料
- 甘味料
- 酸味料
- 増粘剤
- 調味料
- ・・・など多種存在

喘息の危険因子

　喘息の危険因子は，発症に関わる因子（主に個体因子）と症状増悪に影響を及ぼす因子（主に環境因子）に分けられます。喘息の発症や増悪に種々の危険因子がどの程度関与するかは，個々の患者により多様です。

1. 個体因子
　個体因子としては，①遺伝子素因，②アトピー素因，③気道過敏性，④性差，⑤出生時低体重，⑥肥満――などがあります。

2. 環境因子
　環境因子は大別すると，発症因子と増悪因子に分けられますが，両因子にはオーバーラップがみられます。

- **発症因子**
　発症因子には，①アレルゲン，②呼吸器感染症，③大気汚染（屋外・屋内），④喫煙（能動・受動），⑤食物，⑥鼻炎――などがあります。

- **増悪因子**
　増悪因子には，①アレルゲン，②大気汚染（屋外・屋内），③呼吸器感染症，④運動ならびに過換気，⑤喫煙，⑥気象，⑦食品・食品添加物，⑧薬物，⑨感情変化とストレス，⑩過労，⑪刺激物質（煙，臭気，水蒸気など），⑫二酸化硫黄・黄砂，⑬月経・妊娠，⑭肥満，⑮アルコール，⑯鼻炎――などが挙げられます。

各危険因子の特徴

1. アレルゲン
　室内吸入アレルゲンとしては，チリダニや動物由来のアレルゲン，真菌類などが重要です。屋外アレルゲンとしては，花粉，真菌類，野外昆虫類などが挙げられますが，喘息との関連は室内アレルゲンよりも弱いとされています。

2. 呼吸器感染症
　ウイルス感染は，アレルゲン感作と相乗的に作用して喘息の増悪を引き起こすことが示唆されています。気道感染の原因ウイルスとしては，ライノウイルス，RSウイルス，インフルエンザウイルス，パラインフルエンザウイルスなどが重要です。さらに肺炎マイコプラズマやクラミジアなどによる増悪もみられます。

3. 運動
　冷たく乾燥した空気を過剰に吸入することで，冷却・再加温により気道から水分が喪失し，気道粘膜の変化や気道粘液の浸透圧変化により，気道上皮の傷害や気管支収縮が生じます。

4. 気象
　気象の変化（曇天，台風，気温の急激な変化，など）と喘息発作には因果関係があることが知られています。前日と比較して3℃以上の気温低下で発作が起きやすいとされています。

5. 食品，食品添加物
　サリチル酸塩，食品保存料，グルタミン酸ナトリウム，着色料などの食品添加物によって，喘息症状が誘発されることがあります。また，防腐剤として飲み物や食品に含まれるメタ重亜硫酸塩は，気管支収縮を誘発するのに十分な二酸化硫黄を発生する可能性があります。

6. 刺激物質（煙，臭気，水蒸気など）
　タバコ煙に加えて線香，蚊取り線香，焚き火，花火，調理時やストーブの煙などの吸入により，また，化粧品，ヘアスプレー，接着剤，生花などの強い臭気により，喘息発作が誘発されることがあります。さらに霧や入浴中の湯気などでも発作が誘発されることがあります。

7. 月経・妊娠
　女性患者の多くが月経前や月経時に喘息が悪化すると訴えています。妊娠中の患者の約20％に喘息の増悪がみられますが，特に重症度の高い患者でその頻度が高くなります。

8. アルコール
　飲酒は，アセトアルデヒド濃度の上昇によるヒスタミン遊離を介して，一部の喘息患者で喘息症状を増悪させます。

9. 鼻炎
　日本における大規模なアンケート調査（SACRA Study）によれば，70％近くの喘息患者に鼻炎の合併が認められます。鼻炎は喘息発病のリスクであると同時に，喘息コントロールに悪影響を与えます。

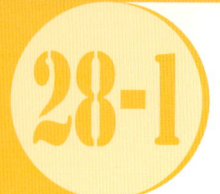

28-1 日常生活での注意点と工夫（1）

●口すぼめ呼吸

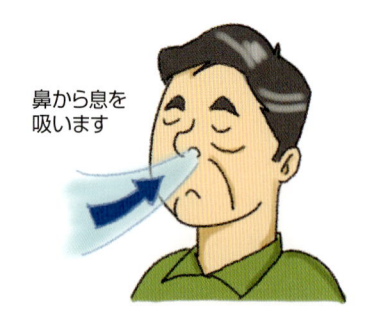

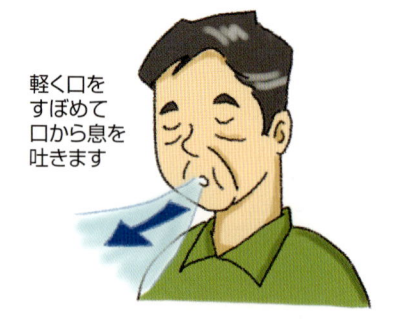

鼻から息を吸います

軽く口をすぼめて口から息を吐きます

ポイント
吐くときは長めに時間をかけて（吸うときの2〜5倍を目安に）。吸った息と同じ量の息を吐き出すことが重要！

●禁煙以外の対策も必要

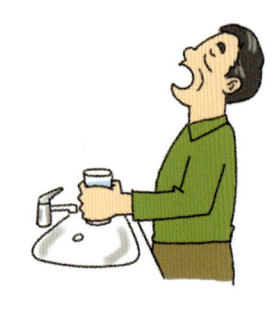

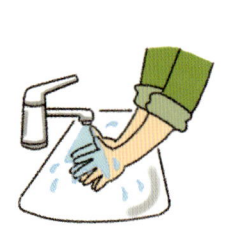

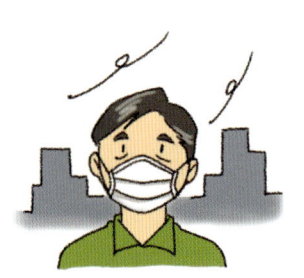

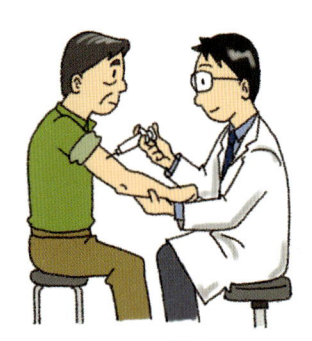

うがい　　　手洗い　　　マスク　　　ワクチン接種

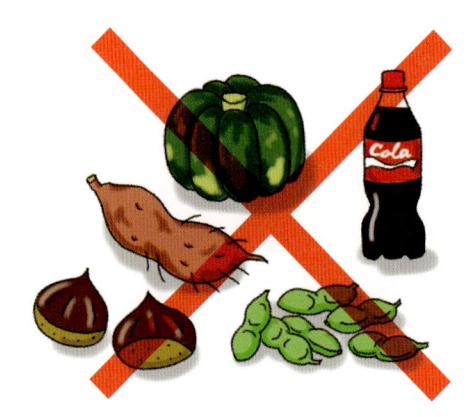

ガスを発生させる食品を避ける

COPD患者の生活上の注意点

日常生活での注意点として，①禁煙，②呼吸器感染症予防，③呼吸リハビリテーション，④運動，⑤栄養管理——などが挙げられます。

具体的な工夫

1. 禁煙
喫煙はCOPDの最大の危険因子です。禁煙は呼吸機能の低下を抑制し，死亡率を減少させます。タバコ煙の曝露からの回避が最も重要です。

2. 呼吸器感染症予防
COPDの増悪の危険因子としては，呼吸器感染症も重要です。呼吸器感染症を防ぐために，①できるだけ人混みを避ける，②手洗い・うがいを励行し口腔内を清潔にする，③十分な睡眠，④栄養のあるバランスのとれた食事，⑤インフルエンザワクチンの接種——などが勧められます。

3. 呼吸リハビリテーション
呼吸リハビリテーションで得られる効果は，呼吸困難の軽減や，運動耐容能の改善，QOLおよびADLの改善です。COPD患者は，動くと息切れを起こすため，どうしても運動不足になりがちです。しかし，これが続くと，体力の低下からますます息切れを感じやすくなり，悪循環に陥ります。ストレッチや散歩など，安全で効果的な運動が大切です。また，呼吸訓練には口すぼめ呼吸と腹式呼吸がありますが，歩行，階段昇降，入浴，洗髪時などの日常動作への応用が必要です。

4. 栄養管理
COPD患者は肺機能が低下しているため，呼吸に多くのエネルギーを使います。栄養バランスの良い食事をしっかりとって，十分なエネルギーを蓄えることが大切です。注意点を以下に示します。

- 健康な人より多くのカロリーをとる
- 蛋白質のなかでも特に分岐鎖アミノ酸を多く含むものを食べる
- 1日の食事回数を4～5回に分け少しずつ食べるなど，工夫する
- 消化管内でガスを発生させるような食品（いも類，豆類，栗，かぼちゃ，炭酸飲料など）は避ける

28-2 日常生活での注意点と工夫(2)

● 喘息のリスクを減らす生活習慣

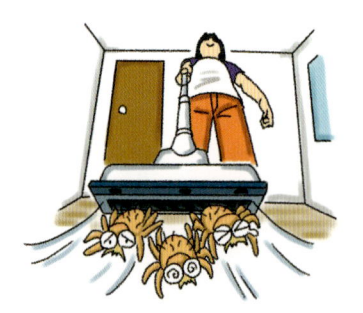

掃除でアレルゲンを除去

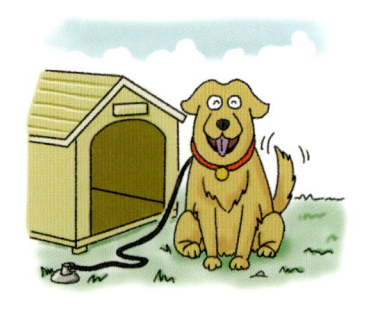

ペットは屋外で飼育

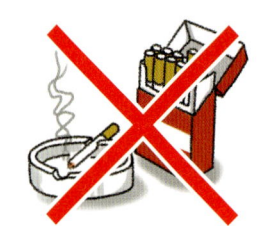

禁煙。受動喫煙も避ける

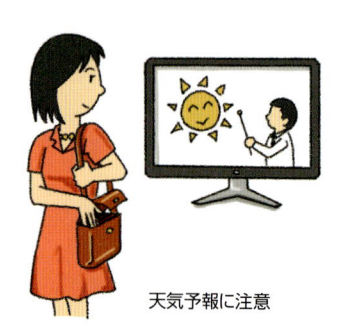

天気予報に注意

● 運動誘発喘息を予防するポイント

運動の前に
ウォーミングアップ

冬場など乾燥した環境では
マスクを着用

継続的な運動で
心肺機能をアップ！

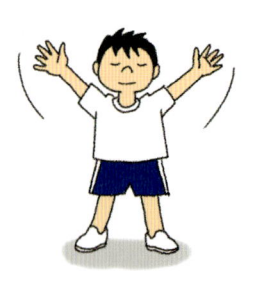

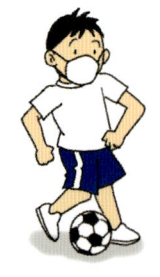

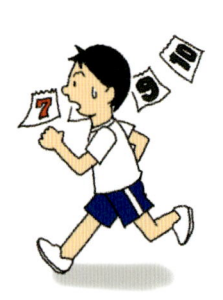

発作が起きたら

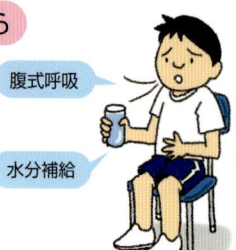

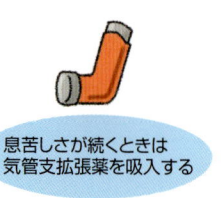

腹式呼吸

水分補給

息苦しさが続くときは
気管支拡張薬を吸入する

喘息患者の生活上の注意点

日常生活での注意点として，①アレルゲン，②大気汚染物質，③呼吸器感染症，④運動，⑤過換気，⑥喫煙，⑦気象変化，⑧食品・食品添加物，⑨薬物，⑩強い情動負荷とストレス，⑪過労，⑫刺激物質（煙，臭気，水蒸気など），⑬黄砂，⑭月経・妊娠，⑮肥満，⑯アルコール，⑰過労——などへの対応が必要です。

具体的な工夫

1. アレルゲン

アレルゲンは喘息症状の重要な増悪因子の一つであることから，アレルゲンを減らすための環境整備が強く推奨されます。

家塵中のダニの除去に関わる室内環境改善のため，以下の点などに注意します。

- 床の掃除機がけ：毎日か少なくとも3日に1回は20秒/m^2の時間をかける
- 畳床の掃除機がけ：3日に1回は20秒/m^2の時間をかける
- 電気の傘，タンスの天板など：年に1回は拭き掃除をする
- 寝具類：1週間に1回は，シーツを外して20秒/m^2の時間をかけて両面に掃除機をかける
- こまめな布団カバー替えとシーツ替え
- 年に1回の大掃除
- ペットアレルゲンの除去：屋内でのペット飼育を回避する

2. 呼吸器感染症予防

呼吸器感染症は喘息の増悪因子として極めて重要です。毎日の手洗い，うがいの励行，ワクチン接種などが重要です。

3. 運動

運動時の過換気による気道の冷却，再加温などによる気道粘膜の変化や，気道粘液の浸透圧変化に起因する気流制限が起こりますが，必要に応じ予防薬を使用し，適切な運動を行うことも大切です。

4. 禁煙

喫煙は能動・受動ともに喘息発作での受診を増やし，QOLを低下させます。また，喫煙は吸入・経口ステロイド薬や$β_2$刺激薬，テオフィリンなどの効果を減弱することが知られています。

5. 気象の変化

天候や気圧の変化，雷雨，黄砂なども喘息増悪を引き起こすことが知られおり，天気予報などを参考に外出を控えることや，黄砂に対するマスクの着用なども勧められます。

6. 強い情動負荷とストレス

喘息が心理的影響を強く受ける疾患であるとの報告は多数存在し，患者の心理社会的背景や家族の在り方などが喘息の発症，増悪，治療管理などに影響を与えることが明らかになっています。環境調整やリラックス法の習得も重要です。

29 発作時の対処法

●受診すべき症状の例（強い喘息発作のサイン）

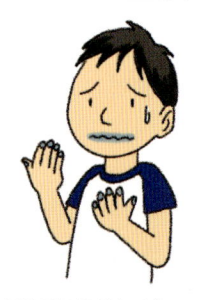

- 唇や爪の色が白っぽい，もしくは青〜紫色
- 歩けない
- 息を吸うときに，小鼻が開く
- 過度に興奮する，暴れる（機嫌が悪い）
- 息を吸うときに，胸がベコベコへこむ
- 横になれない，眠れない

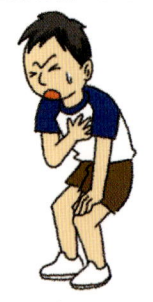

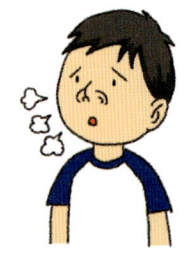

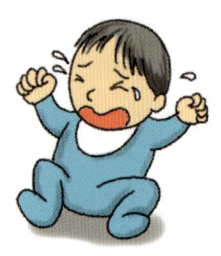

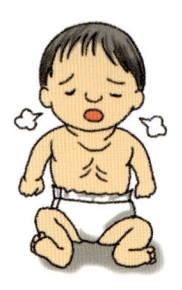

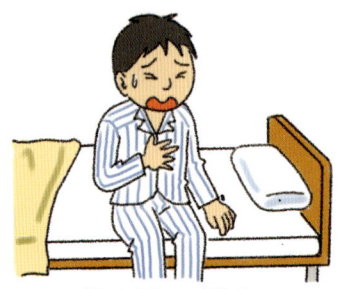

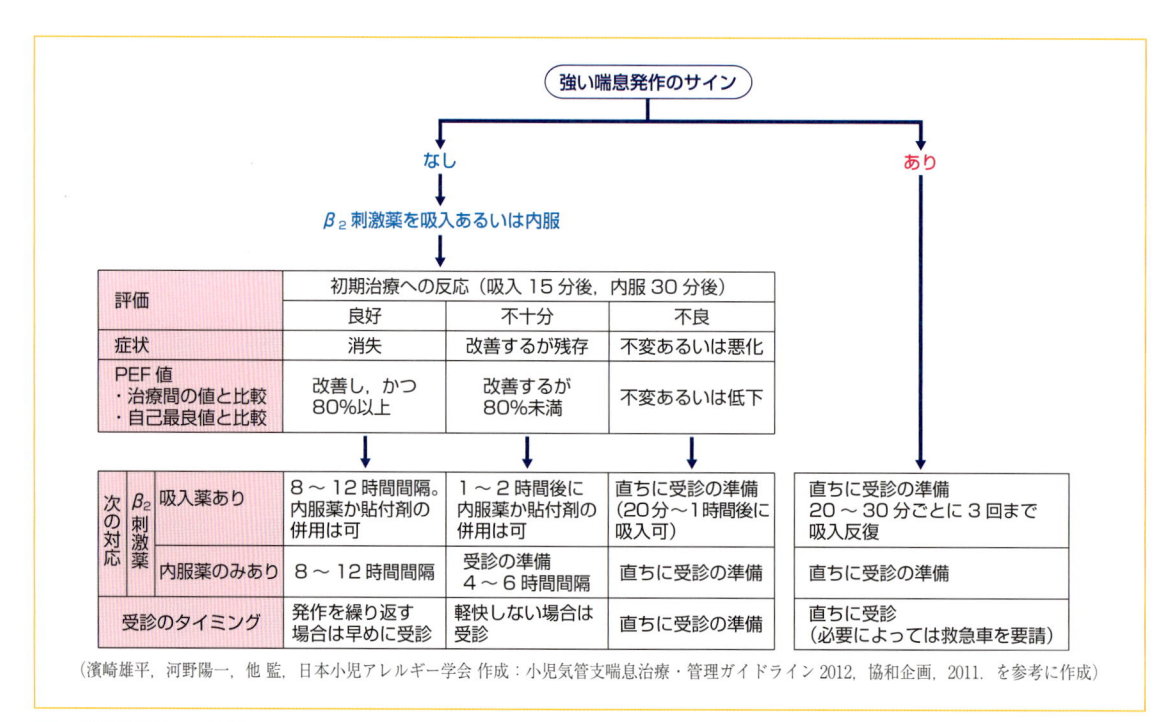

		強い喘息発作のサイン			
		なし			**あり**
		β₂刺激薬を吸入あるいは内服			
評価		初期治療への反応（吸入15分後，内服30分後）			
		良好	不十分	不良	
症状		消失	改善するが残存	不変あるいは悪化	
PEF値 ・治療間の値と比較 ・自己最良値と比較		改善し，かつ80%以上	改善するが80%未満	不変あるいは低下	
次の対応	β₂刺激薬 吸入薬あり	8〜12時間間隔。内服薬か貼付剤の併用は可	1〜2時間後に内服薬か貼付剤の併用は可	直ちに受診の準備（20分〜1時間後に吸入可）	直ちに受診の準備 20〜30分ごとに3回まで吸入反復
	内服薬のみあり	8〜12時間間隔	受診の準備 4〜6時間間隔	直ちに受診の準備	直ちに受診の準備
受診のタイミング		発作を繰り返す場合は早めに受診	軽快しない場合は受診	直ちに受診の準備	直ちに受診（必要によっては救急車を要請）

（濱崎雄平，河野陽一，他 監，日本小児アレルギー学会 作成：小児気管支喘息治療・管理ガイドライン2012，協和企画，2011．を参考に作成）

図　喘息発作への対応

発作強度別の症状

　喘息発作では，重篤化すると呼吸不全に陥ることもあるため，早期に適切な治療を行う必要があります。また，喘息の症状はさまざまであるため，発作時の対処法は個々の発作強度に応じて具体的に指示する必要があります（図）。

　喘息の発作強度は，①喘鳴/胸苦しい，②軽度（小発作），③中等度（中発作），④高度（大発作），⑤重篤——に分けられます。強度別の症状について，以下に述べます。

- **喘鳴/胸苦しい**：呼吸の際，喘鳴や胸の動きを重く感じる程度の症状。急いだり，動いたりすると苦しいが，通常とほぼ同程度の動作ができる
- **軽度（小発作）**：安静時に軽度呼吸困難を認め，苦しいが横になれる。動作はやや困難であるが，日常生活に制限はない程度。気管支拡張薬投与後のピークフロー値は予測値または自己最良値の80％以上が目安
- **中等度（中発作）**：安静時に呼吸困難を認め，苦しくて横になれない。動作はかなり困難で，かろうじて歩ける程度。気管支拡張薬投与後のピークフロー値は予測値または自己最良値の60～80％が目安
- **高度（大発作）**：呼吸困難のため苦しくて動けない。歩行は不可能で会話も困難。意識は正常から混濁，興奮，喪失することもある。気管支拡張薬投与後のピークフロー値は予測値または自己最良値の60％未満。胸部で著明な喘鳴があり，チアノーゼは特に認めない
- **重篤**：臨床的に高度の換気障害や呼吸停止，心臓停止がある。治療に反応せず，最大限の酸素投与を行っても動脈血ガス分析でPaO_2は50mmHg未満。$PaCO_2$が1時間5mmHg以上上昇する。急激な$PaCO_2$の上昇や意識障害などがみられる

発作強度別の家庭での対応

1. 喘鳴/胸苦しい～軽度（小発作）

　$β_2$刺激薬pMDIを1～2パフ吸入します。効果が不十分であれば20分間隔で反復しても構いません。その際に，$β_2$刺激薬またはテオフィリン薬を経口投与することも可能です。これらの対応で症状が消失する場合，または薬剤の効果が3～4時間持続する場合は，そのまま自宅治療とします。

　しかし，これらの治療が無効または増悪する場合は，直ちに救急外来を受診するように指導し，手持ちに経口ステロイド薬があれば，プレドニゾロン15～30mg相当を内服のうえ受診するように指導します。

2. 中等度（中発作）以上

　ステロイドおよびアミノフィリンの点滴静注が必要になります。直ちに救急外来を受診するように指導します。

　なお，救急外来受診の目安は以下のとおりです。

- 中等度以上の喘息症状のとき
- $β_2$刺激薬の吸入を1～2時間おきに必要とするとき
- 気管支拡張薬で3時間以内に症状が改善しないとき
- 症状が悪化していくとき

患者が小児の場合

　患者が小児の場合，保護者が受診のタイミングなどを考えなければなりません。医療機関を受診すべきタイミングを逃さないために，「強い喘息発作のサイン」の有無に注目し，それに従って対応を判断するよう指導します。また，発作が起きた時に$β_2$刺激薬がない場合も医療機関を受診するように指導します。

　強い喘息発作のサインをイラストに示します。

30 スパイロメトリーとその方法

●スパイロメーターによる測定

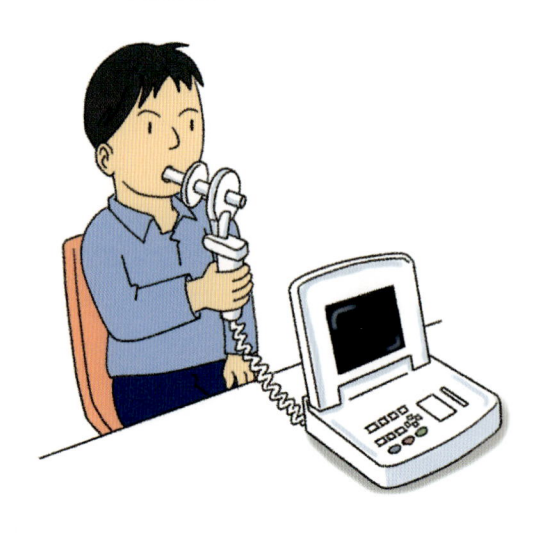

●換気障害の分類

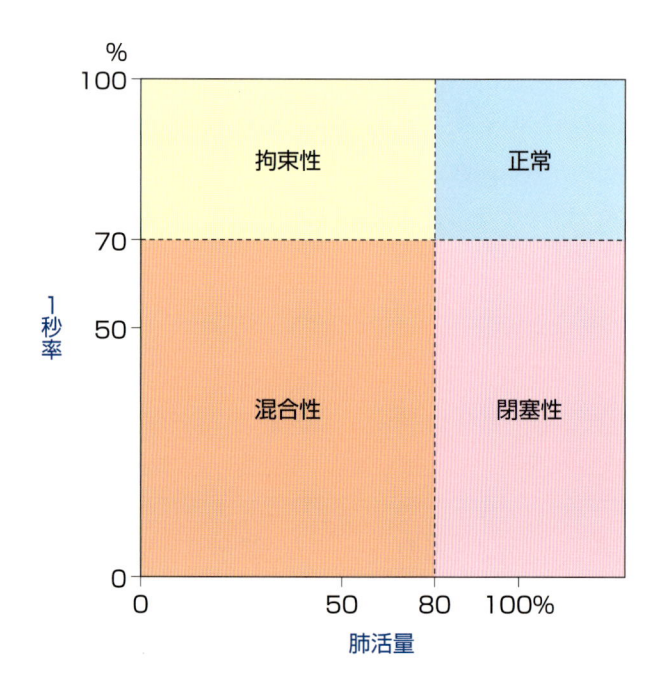

呼吸機能の評価

　喘息やCOPDにおいて，呼吸機能を客観的に評価することは重要です。呼吸機能を評価する方法としては，スパイロメトリー，ピークフロー，気道可逆性試験，気道過敏性の測定，血液ガスなどがありますが，なかでも気流の制限を評価するスパイロメトリーやピークフローは，気道の狭窄を起こしている喘息やCOPDにおいてとても重要となります。

スパイロメトリーとは

　スパイロメーターという測定装置を用いて肺活量や換気量を求める測定方法を，スパイロメトリーといいます。スパイロメトリーでは，肺気量分画の測定と，努力呼気曲線・フローボリューム曲線の測定という2種類の測定方法があります。これらによって得られたグラフをスパイログラムといいます。それぞれの測定方法を以下に示します。

1. 肺気量分画の測定方法
1）安静に数回呼吸させます（図1-①）。
2）安定したらゆっくり吐いてもらい，最大呼気位（吐けなくなるところ）まで吐かせます（図1-②）。
3）次に，ゆっくり吸ってもらい，最大吸気位（吸えなくなるところ）まで吸わせます（図1-③）。
4）さらに，ゆっくり吐いてもらい，最大呼気位（吐けなくなるところ）まで吐かせます（図1-④）。
5）その後，安静に数回呼吸させます（図1-⑤）。
　肺気量分画の曲線は，縦軸が肺気量，横軸が時間です。最大呼気位から最大吸気位までの空気量のことを肺活量（vital capacity；VC）といいます。

2. 努力呼気曲線・フローボリューム曲線の測定方法
1）安静に数回呼吸させます（図2，3-①）。
2）次に，最大吸気位まで吸わせます（図2，3-②）。

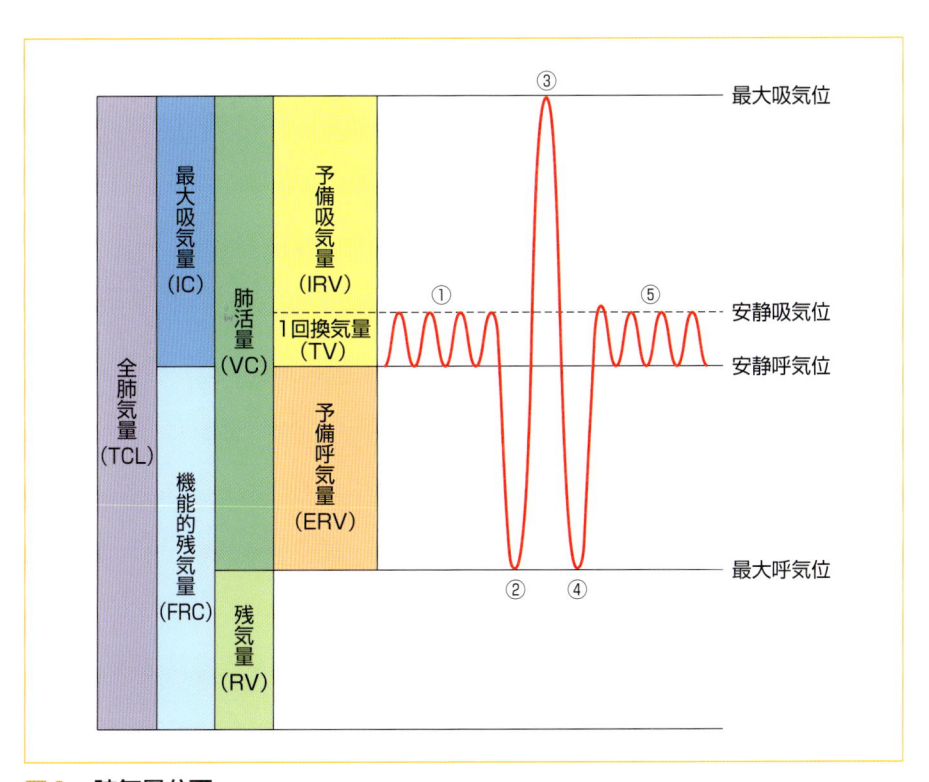

図1　肺気量分画

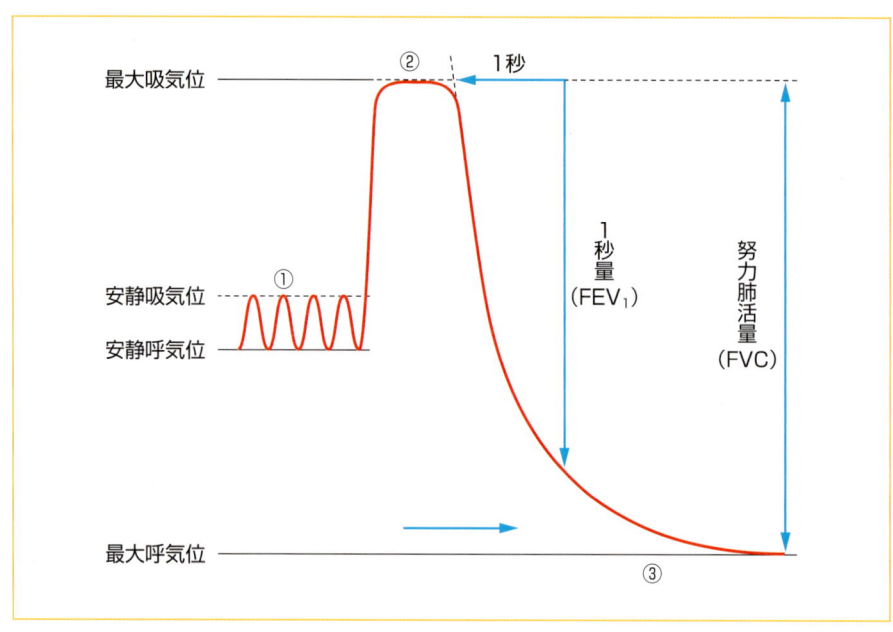

図2 努力呼気曲線

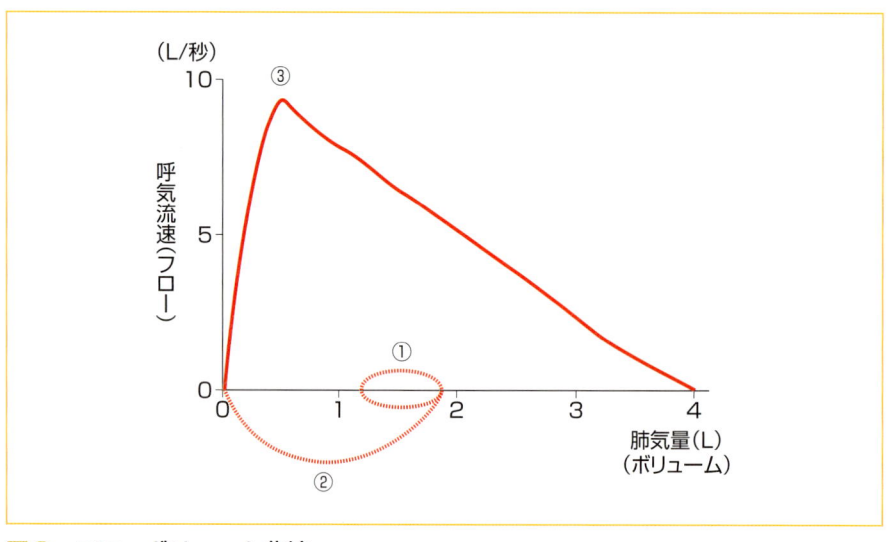

図3 フローボリューム曲線

3) 次に，一気に吐いてもらい，最大呼気位まで吐かせます（図2，3-③）。

努力呼気曲線とフローボリューム曲線

1. 努力呼気曲線

努力呼気曲線も，縦軸が肺気量，横軸が時間です。最大吸気位から最大呼気位の最初の1秒間に吐いた空気量を1秒量（forced expiratory volume in 1 second；FEV_1）といい，最大吸気位から最大呼気位の空気量を努力肺活量（forced vital capacity；FVC）といいます。

通常であれば，肺気量分画の測定で得たVCと，努力呼気曲線で得たFVCはほとんど同じ値になりますが，閉塞性肺疾患では，努力呼気が終了しないうちに末梢気道が閉塞され呼気が取り残された状態になるため，

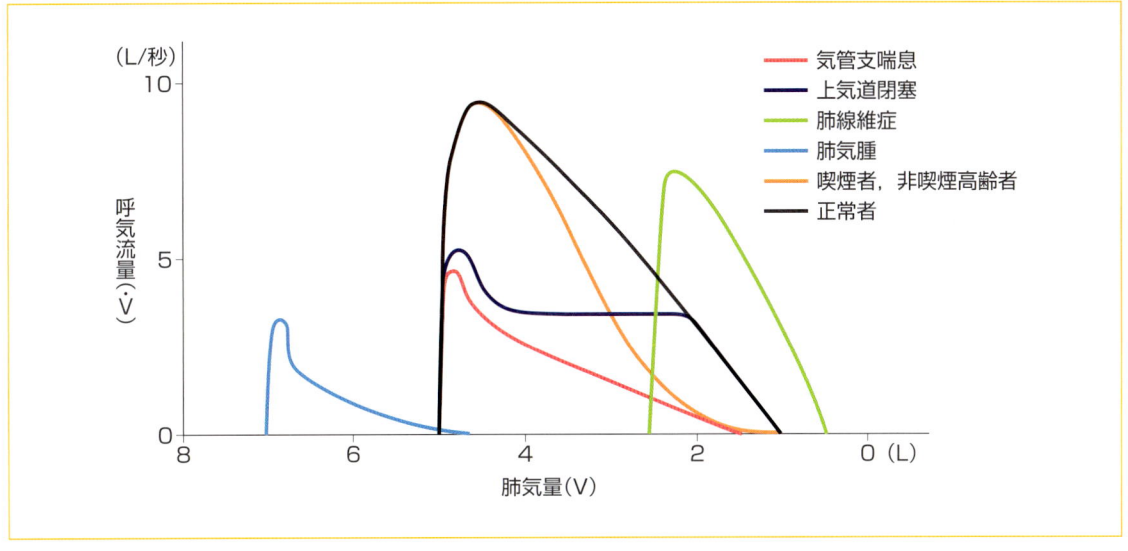

図4 各疾患におけるフローボリューム曲線

FVCは減少します。これをエアートラッピングといいます。

また，FEV_1をFVCで割ったものを1秒率（FEV_1/FVC；$FEV_{1\%}$）といいます。

2. フローボリューム曲線

フローボリューム曲線は，縦軸がフロー（呼気流量），横軸がボリューム（肺気量）で示します。最大呼気流速をピークフロー（Peak Expiratory Flow；PEF）といい，50％肺活量の時の流速を$\dot{V}_{50}$，25％肺活量の時の流速を$\dot{V}_{25}$といいます。PEFは中枢気道を，$\dot{V}_{50}$，$\dot{V}_{25}$は末梢気道の流速を表しています。

各疾患におけるフローボリュームのパターンは図4のようになります。喘息においては気管支の収縮，浮腫などにより気管支が狭くなっているためPEFの低下がみられ，また，COPD（肺気腫）では肺内に残った空気が増えるためVCが低下し，左にシフトしたパターンになります。また，気道の抵抗などもあるためPEFも低下します。

換気障害の判定

スパイロメトリーで得られたVCおよび$FEV_{1\%}$は換気障害の判定に用いられます。性別，年齢，身長によって予測肺活量が求められ，それに対するVCの百分率（%VC）が80％未満であれば拘束性換気障害（肺容量が減っている），FEVフローボリューム曲線が70％未満であれば閉塞性換気障害（気道が狭くなっている）と定義されています。喘息，COPDともに気道の閉塞を伴いますので閉塞性換気障害です。

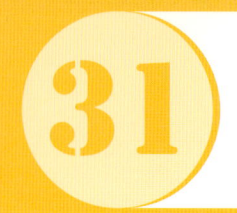

31 ピークフローメーターとその使い方

●ピークフローの測り方

①立位またはイスの座位で測定する（毎回同じ姿勢で）

②メーターの針を目盛りのゼロに合わせる

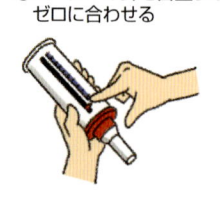

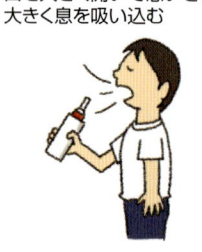

③目盛りに指がかからないように注意して片手でメーターを持ち口を大きく開いて思いきり大きく息を吸い込む

④息がもれないようにマウスピース（吹き口）を唇でしっかり覆い，できるだけすばやく一気に吹く（最後まで息を吐ききる必要はない）

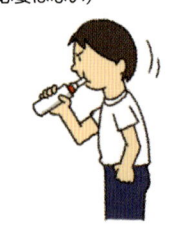

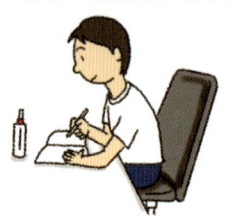

⑤針が止まったところの目盛りを読み取る

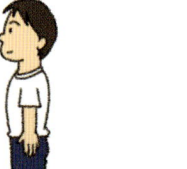

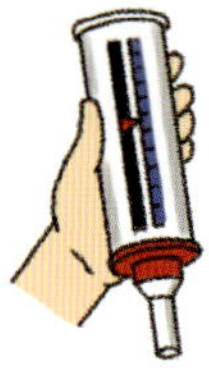

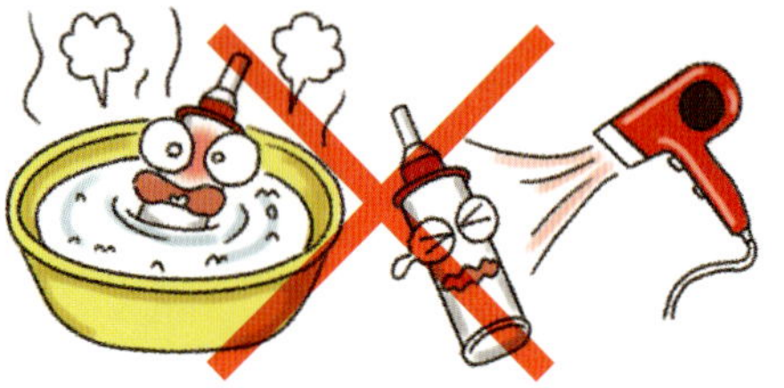

⑥同じ要領で計3回測定し最大値を喘息日誌に記録する

●主なピークフローメーター

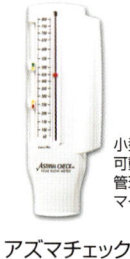

アズマチェック
小型で軽量。可動式のゾーン管理用カラーマーカーを装備

パーソナルベスト
計測時は持ち手となる専用ケース付き。ゾーン管理用ゾーンポインターを装備

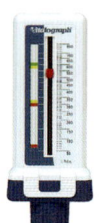

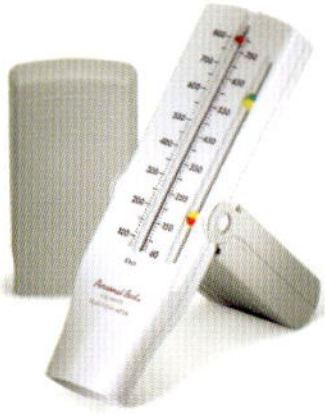

アズマプラン
可動式のゾーン管理用カラーゾーンを装備

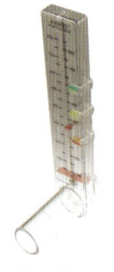

アズマメンター
ダイヤル調整にて自己最良値に対するカラーゾーンが簡単に設定できる

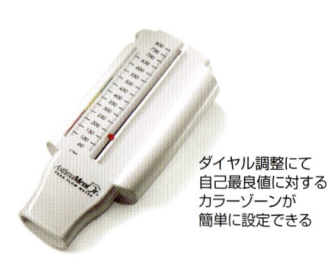

アセス
見やすい縦型。ゾーン管理に便利なゾーンクリップが付属

ミニライト・ピークフローメーター
世界で最初に製品化され，最も多く使用されている

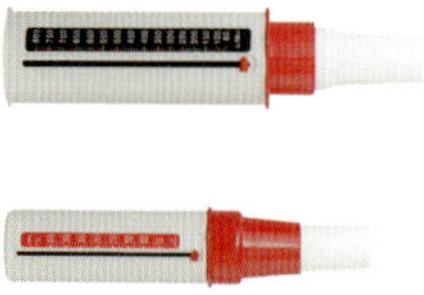

トルーゾーン
最も軽量。クリアボディで針が本体内部にあるため，持ちやすい

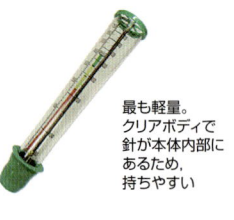

エアゾーン・ピークフローメーター
小型で軽量。ゾーン管理に便利なゾーンマーカー付き。保持ハンドルを装備

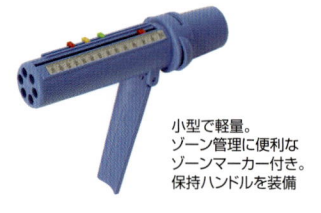

〔くすりの適正使用協議会：あなたの病気とくすりのしおり．小児喘息 第5章セルフケア
（http://www.rad-ar.or.jp/concordance/view_contents.cgi?mode=1&ca=3&n=942）を参考に作成〕

ピークフローとは

ピークフロー（Peak Expiratory Flow；PEF）は，気流制限の程度を示す指標として用いられ，PEFを測定することにより，客観的に気道閉塞の状態を評価することができます。また，毎日同じ時間に測定することによりPEFの日内変動，日間変動を知ることができます。PEFの日内変動率〔（最高値－最低値）÷最高値×100〕は20％以内が目標とされており，20％を超える場合はコントロールが不良といえます。

PEFは，スパイロメトリーのフローボリューム曲線より得ることができますが，ピークフローメーターを使用すると，より簡便に測定することができます。なお，フローボリューム曲線ではPEFの単位はL/秒，ピークフローメーターではL/分で表されるため注意が必要です。

ピークフローモニタリングの対象

発作時の自覚症状が乏しい患者や，症状は落ち着いているのに発作をたびたび訴えるなど，症状に主観が伴わない患者，また，症状が安定せず入退院を繰り返すなど，客観的な評価を行ったほうがよいと思われる患者などが考えられます。

ピークフローメーターの測定方法

測定は次のような流れで行います。
①測定姿勢は立位とする（立位になれない場合は，姿勢を記録する）
②ピークフローメーターの針（マーカー）を目盛りのゼロまたはスケールの一番下にセットする
③できる限り深く息を吸い込む
④空気が漏れないようにマウスピースをしっかりくわえ，できるだけ速く吐き出す
⑤針の止まった目盛りを読む
⑥さらに2回，①～⑤を行う
⑦3回の測定のうち最高値を，喘息・ピークフロー日誌に記載する

測定時の注意事項

・「トゥー」や「カー」などと，舌や喉を使って息を出し，実際よりも高い値となるような呼出をしない
・咳をしたり，舌でマウスピースをふさいだりしない
・値が低くなるため，吸気から呼気にうつる際に長く息を止めない
・値の信頼性を上げるため，毎日同じ時間，同じ体勢で測定する

ピークフローメーターの手入れ方法

マウスピースは使用後，水洗いし乾燥させます。毎日使用するものですので，最低でも1日1回は水洗いしてください。ピークフローメーター本体は，汚れてきたら（最低でも1カ月に1回）食器用洗剤に30分程度浸し，水ですすぎ，自然乾燥させます。乾燥機やドライヤーで乾燥したり，熱湯へ浸すなどは，本体の変形の原因になるので避けるようにしてください。

【写真提供】
・フィリップス・レスピロニクス合同会社
　アズマチェック，パーソナルベスト，アズマメンター，アセス
・宝通商株式会社
　アズマプラン
・松吉医科器械株式会社
　ミニライト・ピークフローメーター，エアゾーン・ピークフローメーター
・株式会社東京エム・アイ商会
　トルーゾーン

32 喘息日誌の活用

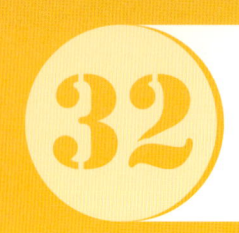

●喘息日誌の記入例

日付			7月10日			7月11日			7月12日			7月13日			7月14日			7月15日			7月16日		
時刻			朝	昼	夜	朝	昼	夜	朝	昼	夜	朝	昼	夜	朝	昼	夜	朝	昼	夜	朝	昼	夜
発作	非常に苦しい																						
	息苦しい		○	○	○	○		○	○														
	ぜいぜい		○	○	○	○	○	○	○	○													
	胸苦しい		○	○	○																		
せき																							
たん																							
日常生活	全くできない																						
	あまりできない		○			○																	
	ほぼできた								○														
	普通にできた											○			○			○			○		
夜間の睡眠	苦しくて全く眠れなかった																						
	苦しくてあまり眠れなかった		○			○																	
	苦しかったがほぼ眠れた								○														
	安眠できた											○			○			○			○		
その他の症状	くしゃみ		○																				
	鼻みず		○																				
	鼻づまり																						
	発熱																						
	息切れ																						
	風邪ぎみ		○			○																	
吸入	ステロイド			○	○			○		○	○		○			○			○	○		○	
	β₂遮断薬		○		○			○		○	○		○			○							
内服																							
治療その他の	減感作																						
天気			くもり			晴れ			晴れ			くもり			くもり			雨			晴れ		
備考			体育を見学する			発作のため学校を休む																	

喘息日誌によるメリット

　喘息日誌をつける意義として，次のようなことが考えられます。
・自分の喘息の状態を季節，時間，随伴症状，天候，治療内容，日常生活内容などとの関わりのなかで客観的に評価することができる
・主治医が診療の際に喘息日誌を見ることで，患者が普段の生活のなかで喘息をどのようにコントロールしているかを判断できる。また，薬の服用時間・量を決める場合の参考になる
・他医の診療を受ける場合にも日誌を見せることで，適切な診療を受けることができる
　このほかにも，発作の誘因となるものを発見・回避できるようになり，また，日常診療において喘息日誌を確認しあうことで医師・患者間のパートナーシップを高めることができます。

喘息日誌の種類

　喘息日誌に決まった形式はありません。冊子がほとんどですが，インターネットでダウンロードできるものなどもあります。記入する項目は，①天候，②喘息の症状（発作の有無や自覚症状など），③ピークフロー値，④治療薬の使用状況，⑤備考（その日にあったこと，気づいたこと）──などです。

●ゾーン管理システム

ゾーン	ピークフロー値	判定
グリーンゾーン	80％以上	喘息はコントロールされた状態にあります
イエローゾーン	50％以上80％未満	喘息症状が認められます。注意が必要です
レッドゾーン	50％未満	喘息症状が強い状態です。早急に医師の診察が必要です

33 禁煙支援のポイント
―その気にさせる一言，脱落させない一言―

● 喫煙の害

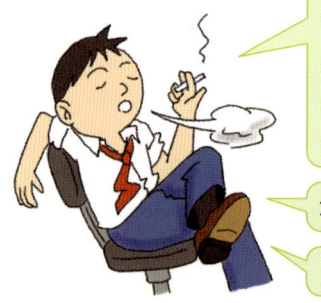

呼吸器の障害が起こりやすくなる
気道や肺の損傷
せき，たん，息切れ
気管支炎の慢性化
COPD

がんや脳卒中などのリスクが上昇する

動脈硬化が起こりやすくなる

喫煙習慣＝病気（ニコチン依存症）！

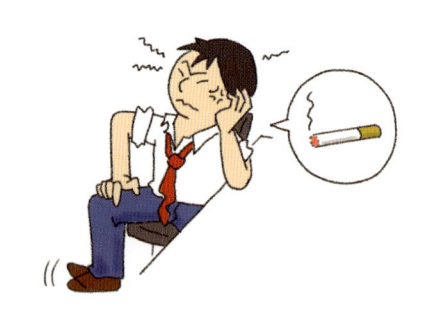

● 禁煙維持のコツ

タバコの害について自分なりのイメージをもつ

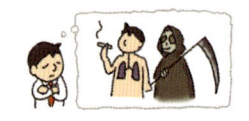

禁煙しようと思った理由や禁煙中の努力を思い浮かべる

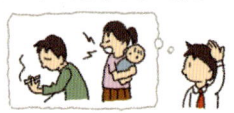

禁煙してよかったことを考える

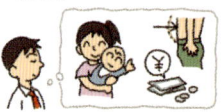

気楽な気持ちで禁煙を続ける

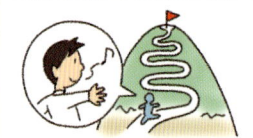

禁煙できたことに自信をもつ

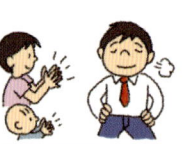

周りの人の禁煙を勧める

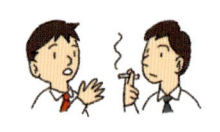

表1　禁煙支援の基本的アプローチ法（5つのA）

ステップ	内容
Ask	喫煙の状況を確認する。禁煙の意向を聞き取る
Advise	すべての喫煙者に，禁煙を強く勧める
Assess	禁煙への意志や関心の度合いを評価する
Assist	禁煙を支援する（薬物療法について説明する，など）
Arrange	禁煙を継続するための助言をする

表2　禁煙への行動変容プロセス

ステージ	内容	介入例
無関心期	今後6カ月以内に禁煙しようとは思わない	完全禁煙の重要性を伝える
関心期	今後6カ月以内に禁煙を考えている	禁煙外来について説明する
準備期	今後1カ月以内に禁煙することを考えている	禁煙補助薬で楽に禁煙できることを伝える
実行期	禁煙を開始して6カ月以内である	ストレスへの対処法を説明する
維持期	禁煙を開始して6カ月以上継続している	再発しやすい状況を確認する

禁煙支援の重要性と薬剤師の役割

1. COPDの危険因子としての喫煙

喫煙は，喘息患者の呼吸機能や症状を悪化させるだけでなく，吸入ステロイド薬の効果を減弱させ，テオフィリンの代謝酵素を誘導してクリアランスを上昇させるなど，喘息の増悪因子となります。また，喫煙はCOPDの最大の危険因子でもあり，呼吸機能を低下させます。

2. 禁煙への関与

禁煙することにより呼吸機能低下を抑制し，死亡率も減少させることができます。また，受動喫煙もCOPDの発症や増悪の原因になる可能性があります。患者に対しては，家族を含め周りの人にも悪影響を与えることをよく理解させることが必要です。

禁煙の動機づけ

1. 5Aのアプローチ

禁煙支援の基本は，本人の「喫煙をやめよう」という意志を周りが支援すること，すなわち，本人が自発的に行動変容するように働きかけることです。禁煙支援の基本的な進め方として，5Aのアプローチ（表1）が推奨されています。たとえば，「Assess」により禁煙の意志が確認できれば「Assist」，そして「Arrange」に進みます。

2. 5A以外のアプローチ

もしも禁煙の意志がない場合は，別メニューとして，禁煙の動機づけのための指導方法があります。その場合は，患者の意識レベルに応じた対応，すなわち禁煙の行動変容ステージに沿ったアプローチ（表2）を行います。

3. 5つのR

患者が無関心期にある場合は「5つのR」（表3）を伝えます。たとえば，病気への心配や家族の問題などを喫煙と関連づけて考えてもらいます（Relevance）。そのほか，「無理に進めない」，「相手の話を受容する」，そして「情報提供をする」などが支援のポイントになります。

4. ニコチン依存症

準備期であれば，禁煙が難しいのは決して意志が弱いからではないことを説明するのも有効です。喫煙はニコチン依存症という病気によるのです。また，維持期で禁煙を継続することは禁煙開始よりも困難であるといわれています。その場合は，禁煙してよかったこと（例：食事がおいしい，息切れしない，など）を考えるように伝えます。

5. 薬剤師の果たす役割

あくまで喫煙者の立場を理解して，喫煙者の不安などに共感しながら話し合うことが重要になります。女性の場合は，喫煙により顔にシミやシワが現れる，いわゆるスモーカーズフェイスについて説明し，美容の観点から禁煙の動機づけを試みるのも一つの方法です。また，口内炎や歯周病，口臭などが気になる方に対しては，喫煙がその原因になっていることを説明し，そこで喫煙の害を理解してもらえると禁煙のきっかけとなります。

表3 5つのR

5つのR	内容
Relevance	自分自身の健康と喫煙との関連性に気づいてもらう
Risks	喫煙の危険性を明確に伝える
Rewards	禁煙のメリットを説明する
Roadblocks	禁煙の妨げになるものについて話し合う
Repetition	禁煙の介入を繰り返す

● 文献

1) 日本呼吸器学会COPDガイドライン第3版作成委員会 編：COPD（慢性閉塞性肺疾患）診断と治療のためのガイドライン第3版，メディカルレビュー社，2012.
2) 高野義久：患者教育：禁煙指導の重要性．内科臨床研修指導マニュアル〔日本内科学会（認定内科専門医会 編）〕，杏林社，2001.
3) 中村正和，田中善紹 編著：全臨床医必携 禁煙外来マニュアル，日経メディカル開発，2005.

34-1 禁煙補助薬の服薬指導（1）
―医療用医薬品―

● バレニクリンの作用機序

ニコチンの作用機序
- ドパミン放出
- ニコチン
- ニューロン

バレニクリンの作用機序
- バレニクリン
- ニコチン
- $\alpha_4\beta_2$ ニコチン受容体に結合し，ニコチンの結合を阻害
- ニューロン
- 少量のドパミンが放出され，禁煙に伴う禁断症状やタバコに対する切望感が軽減される

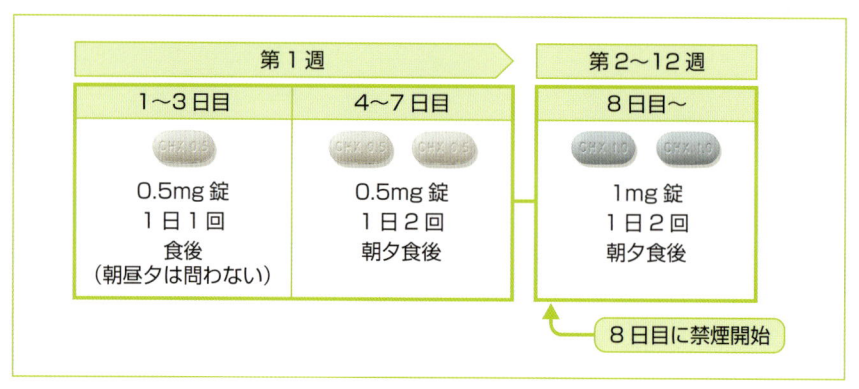

第1週		第2〜12週
1〜3日目	4〜7日目	8日目〜
0.5mg錠 1日1回 食後 （朝昼夕は問わない）	0.5mg錠 1日2回 朝夕食後	1mg錠 1日2回 朝夕食後

8日目に禁煙開始

図1　バレニクリン製剤の使用方法

上腕部／腹部／腰背部
いずれか1カ所に貼る

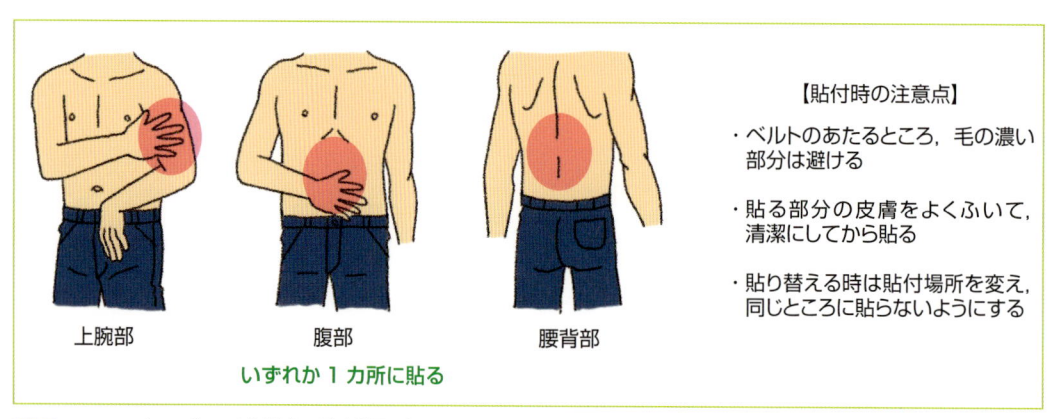

【貼付時の注意点】
・ベルトのあたるところ，毛の濃い部分は避ける
・貼る部分の皮膚をよくふいて，清潔にしてから貼る
・貼り替える時は貼付場所を変え，同じところに貼らないようにする

図2　ニコチンパッチ製剤の貼付場所

バレニクリン製剤

1. 概要と服用方法

ニコチン受容体には多くのサブタイプがありますが、そのなかの$\alpha_4\beta_2$ニコチン受容体の部分作動薬であるバレニクリンが内服禁煙治療薬として使用されます。禁煙に伴う離脱症状を抑え、かつ喫煙による満足感を抑制し、喫煙願望を減弱させます。

使用方法は、禁煙開始日を設定し、その1週間前に投与を開始します。第1〜3日目は0.5mgを1日1回内服し、第4〜7日目は0.5mgを1日2回内服、第8日目以降は1mgを1日2回投与し、投与期間は12週間になります（図1）。

2. 服薬指導のポイント

1）副作用への注意

主な副作用である吐き気や便秘など消化器症状を起こしにくくするため、必ず食後に服用するように説明します。また、ほかの禁煙補助薬（ニコチン製剤）との併用による安全性は確立されていないので、併用は避けるように説明します。

2）服薬を中止すべき症状

近年、特に重要視されているのは、抑うつ気分、不安、焦燥感などの精神症状です。これらの症状が現れたら服用を中止し、主治医に相談するように説明します。また、服用後にめまい、眠気、意識障害などの症状が現れ、自動車事故に至ったとの報告があります。自動車の運転など危険を伴う機械の操作は避けるように伝える必要があります。

ニコチンパッチ製剤（医療用）

1. 概要と使用方法

禁煙時のイライラ、集中困難、落ち着かないなどの離脱症状の緩和を目的とした医薬品です。ニコチンパッチは、ニコチンが含まれる薬物貯蔵層をマトリックス層で包み、支持体と粘着層で挟んだ構造になっています。皮膚に貼付することによりニコチンが皮膚から吸収されます。医療用のニコチン製剤には、ニコチン含有量が異なる3種（17.5mg, 35mg, 52.5mg）があり、1日1回貼付で24時間持続します。通常、上腕部、腹部あるいは腰背部のいずれか1カ所に貼付します（図2）。

また、通常は最初の4週間は52.5mg製剤から貼付し、次の2週間は35mg製剤を、最後の2週間は17.5mg製剤を貼付します。なお、最初の4週間に減量の必要が生じた場合は35mg製剤を貼付します（図3）。

2. 指導のポイント

最も発生頻度の高い副作用として、皮膚炎と不眠がみられます。特に皮膚炎は、水疱を起こすこともまれではなく、痒みを伴うこともあります。そのため、貼付部位を毎日変えるように説明することが大切です。また、不眠への対策としては、夜間のニコチン濃度を下げる意味で、貼り替えは夜ではなく朝あるいは起床時に行うようにします。

これらの副作用が発現した場合は、剥がして貼付部位を水で洗います。その際、石けんなどを使用すると吸収が増大しますので、避けるように伝えます。

● 文献
1) ファイザー：チャンピックス 添付文書.
2) ノバルティス ファーマ：ニコチネルTTS添付文書.

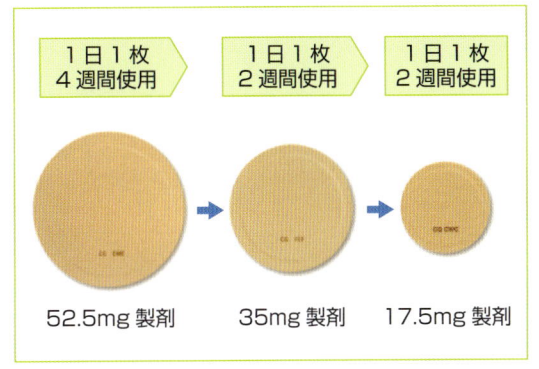

図3　ニコチンパッチ製剤（医療用）の使用方法

1日1枚 4週間使用 → 1日1枚 2週間使用 → 1日1枚 2週間使用
52.5mg製剤 → 35mg製剤 → 17.5mg製剤

34-2 禁煙補助薬の服薬指導（2）
─OTC医薬品─

● ニコチンガムの正しい噛み方

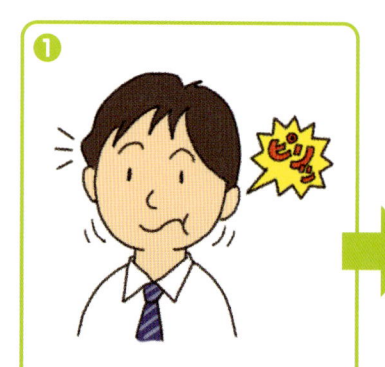

❶ まず，約15回ゆっくりと噛む。口の中にピリッとしたニコチンの味を感じたら，噛むのをやめる。

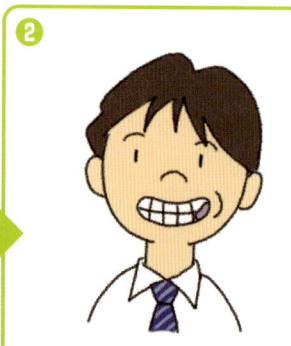

❷ 約1分間噛むのをやめ，頬と歯茎の間にガムを挟んでおく。

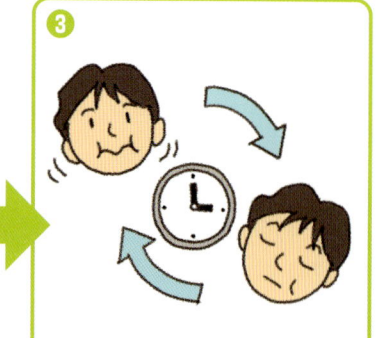

❸ ❶と❷を交互に繰り返し，30～60分かけてゆっくり噛む。

起床時→就寝前の貼付（寝ている時は剥がす）

ニコチネルパッチ
(1) 35mg／枚
　　（6週）
(2) 17.5mg／枚
　　（2週）

8週を超えて継続投与しない

シガノンCQ
(1) 78mg／枚
　　（6週）
(2) 36mg／枚
　　（2週）

8週を超えて継続投与しない

ニコレットパッチ
(1) 24.9mg／枚
　　（6週）
(2) 16.6mg／枚
　　（2週）
(3) 8.3mg／枚
　　（2週）

10週を超えて継続投与しない

6週間＋2週間型　　　　　　6週間＋2週間＋2週間型

図　ニコチンパッチ（OTC医薬品）の使用パターン

ニコチンガム

1. 概要と服用方法

ニコチンガム（口腔粘膜吸収ニコチン製剤，第2類医薬品）は，1個中にニコチン2mgが含まれ，服用しやすいように，さまざまな味つけがなされています。

ガムはタバコを吸いたいと思ったときに噛みます。1日のガムの使用個数は，禁煙前の喫煙本数を目安として調節します。通常1日4～12個から始めて適宜増減させますが，1日の総使用個数が24個を超えないように説明します。禁煙に慣れてきたら（約1ヵ月後），1週間ごとに1日の使用個数を1～2個ずつ減量していき，1日の使用個数が1～2個となった段階で使用を中止します。使用期間は3ヵ月を目途とします。

2. 服薬指導のポイント

使用に際しては，①非喫煙者，②他のニコチン製剤の使用，③妊娠中，授乳中，④重い心臓疾患，脳梗塞，脳出血，⑤あごの関節に障害がある――などが確認された場合は使用できないことを伝えます。

服薬指導の最も重要な点は「噛み方」です。なぜなら，噛み方はニコチンの吸収や血中濃度に大きく影響するからです。イラストのように，ゆっくり噛むことがポイントになります。普通のガムのように激しく噛んだ場合，血中ニコチン濃度が急激に上昇することにより，吐き気や動悸などが引き起こされることを説明します。

ニコチンガムを長期に継続して使用している場合，ニコチン依存自体がタバコから禁煙補助薬に移行する可能性があります。ニコチン依存度が高く，1日の用量を超えて使用している場合は，医療機関を受診するように指導します。

ニコチンパッチ製剤（OTC医薬品）

1. 概要と使用方法

OTC医薬品（第1類医薬品）であるため，医療用医薬品よりもニコチン含量の低い用量から使用を開始します。用法により次の2つのタイプがあります（図）。

①6週間＋2週間型

ニコチン含有量の異なる2種類の規格があり，最初の6週間は，多いほうを1日1回，1枚を起床時から就寝時まで貼付します。次の2週間は，少ないほうを1日1回，1枚を起床時から就寝時まで貼付します。

②6週間＋2週間＋2週間型

ニコチン含有量の異なる3種類の規格があり，最初の6週間はいちばん多い規格のものを1日1回貼付し，次の2週間は中間の規格のものを，その次の2週間はいちばん少ない規格のものを使用します。

禁煙によるイライラなどの症状がなくなり，禁煙を続ける意志が強く，禁煙を続けられる自信がある場合は6週間のパッチを使用後，7週目以降はパッチを使用せずに使用を終了しても構いません。

2. 指導のポイント

使用時の確認事項はニコチンガムと同じ（「あごに障害がある方」を除く）です。1週間使用してもタバコの本数が全く減少しない場合や，禁煙当初の症状（イライラ，不安など）が軽快せず，禁煙が継続できない場合は，薬剤師に相談するように伝えます。

また，連続して8週間を超えて使用しないように説明します。

● 文献
1) 望月眞弓，武政文彦 監：病態知識を基礎とした一般用医薬品販売ハンドブック，じほう，2011.

35 禁煙サポートツール

●禁煙サポートツールの例

喫煙に関する問診票

- 喫煙状況を評価するための問診票
- Q4〜Q7は，健康保険で禁煙治療を受けるための条件確認するための項目

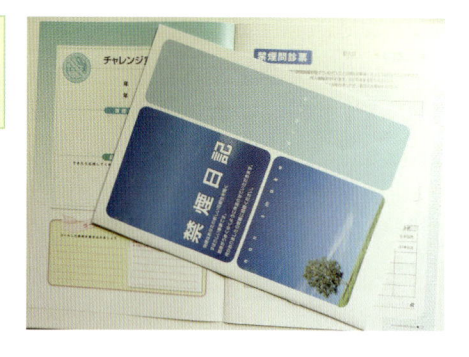

Q1.現在（この1ヵ月間），タバコを吸っていますか？
□吸う □やめた（　年前/　ヵ月前）□吸わない

以下の質問は，吸うと回答した人のみお答えください。

Q2.吸い始めてから現在までの総本数は100本以上ですか？
□はい　□いいえ

Q3.6ヵ月以上吸っていますか？
□はい　□いいえ

Q4.1日に平均して何本タバコを吸いますか？　1日（　）本

Q5.習慣的にタバコを吸うようになってから何年間タバコを吸っていますか？（　）年間

Q6.あなたは禁煙することにどのくらい関心がありますか？
□関心がない
□関心はあるが，今後6ヵ月以内に禁煙しようとは考えていない
□今後6ヵ月以内に禁煙しようと考えているが，直ちに禁煙する考えはない
□直ちに禁煙しようと考えている

Q7.下記の質問を読んであてはまる項目に√を入れてください。該当しない項目は「いいえ」とお答えください。

設問内容	はい 1点	いいえ 0点
問1. 自分が吸うつもりよりも，ずっと多くタバコを吸ってしまうことがありましたか。		
問2. 禁煙や本数を減らそうと試みて，できなかったことがありましたか。		
問3. 禁煙したり本数を減らそうとしたときに，タバコがほしくてほしくてたまらなくなることがありましたか。		
問4. 禁煙したり本数を減らしたときに，次のどれかがありました。（イライラ，神経質，落ちつかない，集中しにくい，ゆううつ，頭痛，眠気，胃のむかつき，脈が遅い，手のふるえ，食欲または体重増加）		
問5. 問4でうかがった症状を消すために，またタバコを吸い始めることがありましたか。		
問6. 重い病気にかかったときに，タバコはよくないとわかっているのに吸うことがありましたか。		
問7. タバコのために自分に健康問題が起きているとわかっていても，吸うことがありましたか。		
問8. タバコのために自分に精神的問題が起きているとわかっていても，吸うことがありましたか。		
問9. 自分はタバコに依存していると感じることがありましたか。		
問10. タバコが吸えないような仕事やつきあいを避けることが何度かありましたか。		
合計	点	

（注）禁煙や本数を減らしたときに出現する離脱症状（いわゆる禁断症状）ではなく，喫煙することによって神経質になったり，不安や抑うつなどの症状が出現している状態。

Q8.今までタバコをやめたことがありますか？
□ある（　回，最長　年間/　ヵ月間/　日間）□なし

Q9.タバコをやめることについてどの程度自信をもっていますか？「全く自信がない」を0%，「大いに自信がある」を100%として，0〜100%の間であてはまる数字をお書きください。（　%）

氏名
記入日　年　月　日

〈禁煙マラソンの支援例〉

禁煙マラソン参加者 ⇄ SOSメール / 応援メール ⇄ **禁煙した先輩からのアドバイス**

「禁煙から10日目ですが，酒の席でつい1本という気になることがあり，怖いです。」

「気持ちはよくわかります。なるべくそのような席は避けるようにし，禁煙して良かったことを考えるようにしてみてください。」

図　禁煙マラソンの支援体制

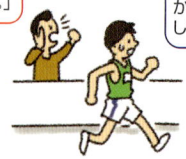

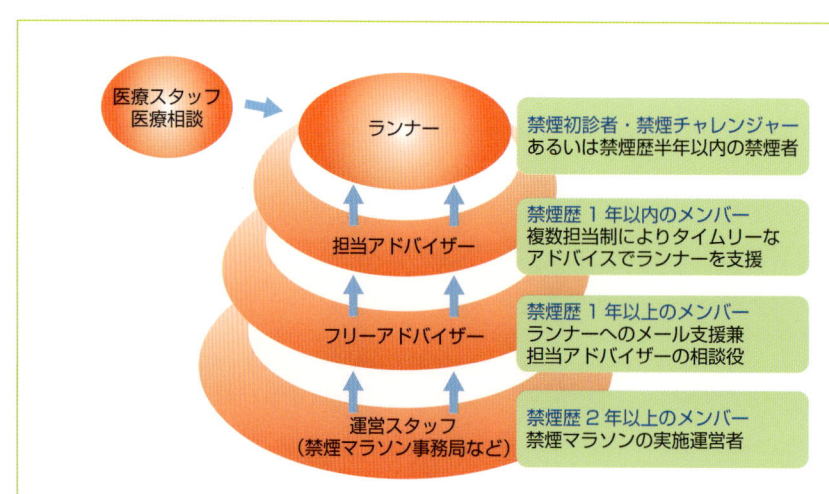

- 医療スタッフ 医療相談 → ランナー：禁煙初診者・禁煙チャレンジャーあるいは禁煙歴半年以内の禁煙者
- 担当アドバイザー：禁煙歴1年以内のメンバー　複数担当制によりタイムリーなアドバイスでランナーを支援
- フリーアドバイザー：禁煙歴1年以上のメンバー　ランナーへのメール支援兼担当アドバイザーの相談役
- 運営スタッフ（禁煙マラソン事務局など）：禁煙歴2年以上のメンバー　禁煙マラソンの実施運営者

（http://kinen-marathon.jp/about/）

インターネット禁煙マラソン

　禁煙できたとしても，禁煙を継続することは難しく，周りのサポートが重要になります。その主旨に沿ったプログラムがインターネット禁煙マラソンです。これは，すでに禁煙を実践している先輩がインターネットや携帯電話を通じ，禁煙する人の状況に応じたメールを送ってくれるという禁煙サポートプログラムです（図）。禁煙マラソンでは，禁煙を開始したい人や継続したい人への支援など，さまざまなプログラムを提供しています。

　禁煙支援の方法は，①双方向通信を利用した「メーリングリスト＋入学式＋講習会」と，②メールを利用した「メールマガジン」——の2つがあります。また，医療相談用窓口も設けられており，禁煙に際しての身体的不調についても全国の専門医師が相談にのり，適切・迅速に対応します。

禁煙支援に役立つ資料

・喫煙に関する問診票
　受診者の喫煙状況を評価するための問診票です。

・禁煙日記
　日本禁煙科学会の薬剤師分科会が作成した資料です。禁煙日記をつけることで，自分の喫煙行動を把握することができ，それにより禁煙に誘導することができます。

・禁煙支援マニュアル
　地域での保健指導に関わる者が禁煙支援に取り組むための自習用教材です。下記のURLからダウンロードできます。
http://www.mhlw.go.jp/topics/tobacco/kin-en-sien/manual/index.html

・禁煙サポート指導者マニュアル
　妊産婦と小さな子どもをもつ母親に対する禁煙支援の方法を示したマニュアルです。下記のURLからダウンロードできます。
www.osaka-ganjun.jp/effort/cvd/training/teaching-materials/pdf/nosmoking_02.pdf

・禁煙治療のための標準手順書
　健康保険による外来での禁煙治療について，その標準的な指導手順を示したマニュアルです。日本循環器学会，日本肺癌学会，日本癌学会から出されており，各学会のホームページからダウンロードできます。

禁煙をサポートするウェブサイト

・禁煙支援マニュアル
（http://www.nosmoking.jp/）
　ゲームやテストにより，禁煙のコツや自分のタバコ依存度をチェックできます。

・禁煙サポートサイトいい禁煙
（http://www.e-kinen.jp/）
　禁煙をうまく進めるためのコツやニコチン依存度などをチェックできます。

● 文献
1) インターネット禁煙マラソン
　（http://kinen-marathon.jp/）．
2) 保健指導向上委員会禁煙対策チーム 編：禁煙支援のプロが答える禁煙Q&A―どうしてたばこを吸っちゃいけないの？, 東京法規出版．

資料1　喘息・COPDの主な治療薬一覧

吸入器具・剤形	分類	商品名（メーカー）
ネブライザー ⇒ 34 頁	吸入ステロイド薬	パルミコート吸入液（AZ）
	短時間作用型吸入β₂刺激薬	ベネトリン吸入液（GSK） メプチン吸入液（大塚製薬）
	抗アレルギー薬	インタール吸入液（サノフィ）
インヘラー （加圧式定量噴霧吸入器；pMDI） ⇒ 38 頁	吸入ステロイド薬	フルタイドエアゾール（GSK） オルベスコインヘラー（帝人ファーマ） キュバールエアゾール（大日本住友製薬） ベクラゾンインヘラー（大正薬品工業） アドエアエアゾール*（GSK）
	短時間作用型吸入β₂刺激薬	サルタノールインヘラー（GSK） アイロミールエアゾール（大日本住友製薬） ベロテックエロゾル（BI） メプチンエアー（大塚製薬） メプチンキッドエアー（大塚製薬）
	抗コリン薬	アトロベントエロゾル（BI） テルシガンエロゾル（BI）
	抗アレルギー薬	インタールエアロゾル（サノフィ）
レスピマット （加圧式定量噴霧吸入器；pMDI） ⇒ 40 頁	抗コリン薬	スピリーバレスピマット（BI）
ディスクヘラー （ドライパウダー吸入器；DPI） ⇒ 42 頁	吸入ステロイド薬	フルタイドロタディスク（GSK）
	長時間作用型吸入β₂刺激薬	セレベントロタディスク（GSK）
ディスカス （ドライパウダー吸入器；DPI） ⇒ 44 頁	吸入ステロイド薬	フルタイドディスカス（GSK） アドエアディスカス*（GSK）
	長時間作用型吸入β₂刺激薬	セレベントディスカス（GSK）
タービュヘイラー （ドライパウダー吸入器；DPI） ⇒ 44 頁	吸入ステロイド薬	パルミコートタービュヘイラー（AZ）
	長時間作用型吸入β₂刺激薬	オーキシスタービュヘイラー（AZ） シムビコートタービュヘイラー*（AZ）
ツイストヘラー （ドライパウダー吸入器；DPI） ⇒ 44 頁	吸入ステロイド薬	アズマネックスツイストヘラー（MSD）
イーヘラー （ドライパウダー吸入器；DPI） ⇒ 48 頁	抗アレルギー薬	インタールカプセル外用（サノフィ）
ハンディヘラー （ドライパウダー吸入器；DPI） ⇒ 50 頁	抗コリン薬	スピリーバ吸入用カプセル（BI）
クリックヘラー （ドライパウダー吸入器；DPI） ⇒ 52 頁	短時間作用型吸入β₂刺激薬	メプチンクリックヘラー（大塚製薬）
ブリーズヘラー （ドライパウダー吸入器；DPI） ⇒ 52 頁	長時間作用型吸入β₂刺激薬	オンブレス吸入用カプセル（ノバルティスファーマ）
	長時間作用型抗コリン薬	シーブリ吸入用カプセル（ノバルティスファーマ）
貼付剤 ⇒ 56 頁	長時間作用型β₂刺激薬	ホクナリンテープ（アボットジャパン）

AZ：アストラゼネカ　　GSK：グラクソ・スミスクライン　　BI：日本ベーリンガーインゲルハイム
＊は配合剤

資料2　吸入指導用チェックシート

●ネブライザー

チェック欄	チェックポイント
〈マウスピース〉	
☐	口呼吸で安静換気をする（深くゆっくりと吸入し，マウスピースを通してゆっくりと吐き出す）
☐	鼻呼吸をしてしまう場合には，マスクを検討する
☐	ネブライザーへの唾液の逆流に注意。時々，唾液をティッシュなどに吐き出す
〈マスク〉	
☐	安静換気をする（マスクを通して吐き出す）
☐	顔のサイズにあったマスクをできるだけ密着させる
☐	泣かないように心がける
☐	吸入後には，顔についた薬液を水で洗う，もしくは拭き取る

●インヘラー

チェック欄	チェックポイント
☐	吸入器を正しい向きで持っている
☐	押すタイミングと吸気のタイミングが一致している
☐	鼻呼吸をせずに口呼吸ができる
☐	ゆっくり深く吸える
☐	息止めができる（特にキュバール，オルベスコでは重要）
☐	マウスピース付きのスペーサーを用いた場合は，マウスピースをしっかり口にくわえている
☐	マスク付きスペーサーを用いた場合は，マスクが顔にしっかり密着している
☐	一押しするごとに吸入している
☐	吸入数カウンターがない場合は残薬量に注意する

● レスピマット

チェック欄	チェックポイント
☐	カートリッジを正しく挿入できる（初回時）
☐	残量の表示を確認できる
☐	1吸入分の薬剤が正しくセットできる
☐	吸入時に吸入器を水平に持つことができる
☐	押すタイミングと吸気のタイミングが一致している
☐	鼻呼吸をせずに口呼吸ができる
☐	マスク付きスペーサーを用いた場合は，マスクが顔にしっかり密着している
☐	ゆっくり深く吸える
☐	息止めができる
☐	一押しするごとに吸入している

● ディスクヘラー

チェック欄	チェックポイント
☐	薬剤（ディスク）を専用吸入器（ディスクヘラー）に正しく装着できる
☐	1吸入分の薬剤が正しくセットできる
☐	薬剤がこぼれないように，吸入器を正しく持つことができる
☐	吸入前に吸入器に息を吹きかけて，薬剤を吹き飛ばすようなことはしていない
☐	速く深く息を吸える
☐	息止めができる
☐	吸入後に吸入器内に薬剤が残っていない
☐	吸入後にわずかな甘味や粉の感覚を口の中に感じる
☐	練習用器具で吸入手技をチェックする

● ディスカス

チェック欄	チェックポイント
☐	残量の表示を確認できる
☐	1吸入分の薬剤が正しくセットできる
☐	吸入時に吸入器を水平に持つことができる
☐	吸入前に吸入口に息を吹き込み，薬剤を吹き飛ばすようなことはしていない
☐	速く深く息を吸える
☐	息止めができる
☐	吸入後にわずかな甘味や粉の感覚を口の中に感じる
☐	練習用器具で吸入手技をチェックする

● タービュヘイラー

チェック欄	チェックポイント
☐	残量の表示を確認できる
☐	1吸入分の薬剤が正しくセットできる
☐	吸入時に吸入器を水平に持つことができる
☐	吸入前に吸入口に息を吹き込み，薬剤を吹き飛ばすようなことはしていない
☐	速く深く息を吸える
☐	ハンカチや練習用器具で吸入手技をチェックする

● ツイストヘラー

チェック欄	チェックポイント
☐	残量の表示を確認できる
☐	1吸入分の薬剤が正しくセットできる
☐	吸入時に吸入器を水平に持つことができる
☐	吸入前に吸入口に息を吹き込み，薬剤を吹き飛ばすようなことはしていない
☐	速く深く息を吸える
☐	息止めができる

● イーヘラー

チェック欄	チェックポイント
☐	吸入器にセットして1日以上経過したカプセルを入れていない
☐	1日分のカプセルを正しくセットできる
☐	吸入器を正しく持つことができる
☐	吸入前に吸入口に息を吹き込み，薬剤を吹き飛ばすようなことはしていない
☐	しっかりくわえて，速く深く息を吸い込みながら，首を後ろにそらすことができる
☐	息止めができる
☐	吸入後，カプセル内に薬剤が残っていないか確認できる
☐	使い終わったら，吸入器を専用ブラシで清掃している

●ハンディヘラー

チェック欄	チェックポイント
☐	ブリスター（アルミシート）からカプセルを取り出すことができる
☐	1吸入分の薬剤が正しくセットできる
☐	吸入時に吸入器を水平に持つことができる
☐	吸入前に吸入口に息を吹き込み，薬剤を吹き飛ばすようなことはしていない
☐	ゆっくり深く息を吸える（カプセルの振動を感じる速さで吸える）
☐	息止めができる

●クリックヘラー

チェック欄	チェックポイント
☐	残量の表示を確認できる
☐	1吸入分の薬剤が正しくセットできる
☐	吸入器を正しい向きで持っている（青色ボタンが上向き）
☐	吸入前に吸入口に息を吹き込み，薬剤を吹き飛ばすようなことはしていない
☐	速く深く息を吸える
☐	練習用器具，確認用クロス，練習用ホイッスルで吸入手技をチェックする

● ブリーズヘラー

チェック欄	チェックポイント
☐	アルミシートからカプセルを取り出すことができる
☐	1吸入分の薬剤が正しくセットできる
☐	吸入時に，吸入器を水平に持つことができる
☐	吸入前に，吸入口に息を吹き込み，薬剤を吹き飛ばすようなことはしていない
☐	速く深く息を吸える（カプセルの振動を感じる速さで吸える）
☐	息止めができる
☐	吸入後にカプセル内に薬剤が残っていないことを確認できる

● 吸入補助器（スペーサー）

チェック欄	チェックポイント
☐	スペーサーの中に複数回の噴霧をしない
☐	複数回の吸入指示がある場合，まとめて噴霧せず，一押しごとに吸入を行う
☐	噴霧後，速やかに吸入する
☐	マスク付きスペーサーはマスクを顔に密着させる
☐	静電気を生じさせないよう取り扱う。たとえば，使用前にスペーサーをこすらない，食器用洗剤を用いて洗浄し自然乾燥させる，など
☐	週1回は洗浄する

イラストでよくわかる
喘息・COPDの薬と患者指導・支援

定価　本体2,400円（税別）

平成25年7月31日　発　行

編　著	荒木　博陽（あらき ひろあき）
発行人	武田　正一郎
発行所	株式会社じほう

　　　　　101-8421　東京都千代田区猿楽町1-5-15（猿楽町SSビル）
　　　　　電話　編集　03-3233-6361　販売　03-3233-6333
　　　　　振替　00190-0-900481
　　　　＜大阪支局＞
　　　　　541-0044　大阪市中央区伏見町2-1-1（三井住友銀行高麗橋ビル）
　　　　　電話　06-6231-7061

©2013　　　　　　組版　スタジオ・コア　　印刷　㈱日本制作センター
Printed in Japan

本書の複写にかかる複製，上映，譲渡，公衆送信（送信可能化を含む）の各権利は株式会社じほうが管理の委託を受けています。

JCOPY ＜(社)出版者著作権管理機構　委託出版物＞
本書の無断複写は著作権法上での例外を除き禁じられています。
複写される場合は，そのつど事前に，(社)出版者著作権管理機構（電話 03-3513-6969，FAX 03-3513-6979，e-mail：info@jcopy.or.jp）の許諾を得てください。

万一落丁，乱丁の場合は，お取替えいたします。
ISBN 978-4-8407-4481-2